건강하게 살고 싶다면
디톡스

건강하게 살고 싶다면

디톡스

황병태 지음 | **송봉준** 박사 외 6명 감수

모아북스
MOABOOKS

나는 어떻게 디톡스 전문가가 되었나

서울의 종합병원에서 혈액암 진단을 받았을 때 내 몸은 죽음을 앞둔 상황이었다. 병원에서는 암세포가 척추까지 전이된 4기 말기 상태라서 더 이상 손을 쓸 수 없다고 했다. 다만, 항암제를 처방하면 "효과가 있을 경우 생명 연장이 가능하거나 불편 증상이 완화될 수 있다"고 했다. 이에 항암제 처방을 받기로 하고 병원에서는 10여 일 만에 퇴원했다.

2011년 4월 11일, 나는 그렇게 죽음의 문턱에 섰으며 통증을 느낄 겨를도 없을 만큼 극심한 고통이 밤낮으로 온몸을 덮쳤다.

그런 고통 가운데서도 마냥 죽음을 기다리다가 맥없이 스러지기는 억울하다는 생각이 들었다. 한창 일할 마흔여덟이었기 때문이다.

나는 늦게나마 살아온 세월을 돌아보며 많은 생각을 했다.

일찍이 서른 살부터 사업을 하며 바쁘게 사느라 먹는 것, 자는 것이 불편한 데다가 극심한 스트레스에 시달렸으며 그러는 사이에 몸속에 암세포가 잔뜩 쌓여 병이 온 것도 모르고 지낸 것이다.

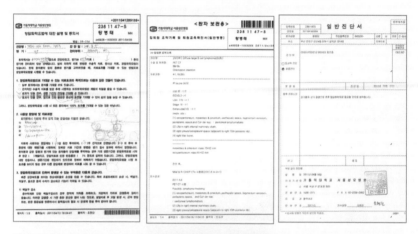

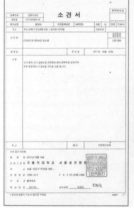
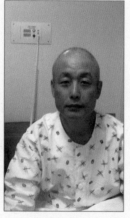
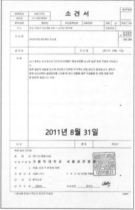

2011년 4월부터 소견서 및 진단서

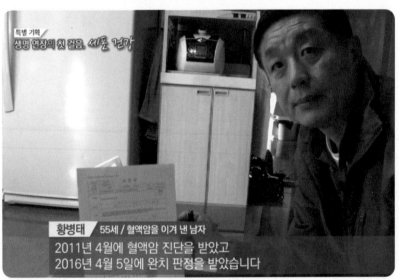

소 견 서

2016년 4월 5일

2016년 최종 완치 소견서

나는 건강 회복을 위해 경북 포항 비학산 기슭에서 요양하며, 서울로 항암치료를 다니는 한편 건강 프로그램에 따른 메가요법을 하기 시작했다.

그중에 음용한 노니는 이미 오래전부터 내가 사업상 취급해온 품목이었는데, 그때까지는 그저 건강식품으로만 알고 있었다. 짚신 장수가 새 짚신 못 신고 등잔 밑이 어둡다는 속담대로 나는 그 좋은 노니로 건강사업을 하고 있으면서도 몸에 좋다는 정도로만 알았지 죽어가는

특별 기획
생명 연장의 첫 걸음, 세포 건강

황병태　55세 / 혈액암을 이겨 낸 남자
2011년 4월에 혈액암 진단을 받고
2016년 4월 5일에 완치 판정을 받았습니다

사람을 살릴 정도로 특효가 있는 줄은 몰랐다.

　미국에서 접한 자연 치유법을 통해 노니의 프로제로닌 성분(제로닌으로 전환)이 세포 재생, 면역체계 증진, 효소 생성 및 조절에 특효를 보인다는 것을 알고 건강 프로그램에 노니를 적용하여 나 자신뿐만 아니라 많은 사람을 살리는 데 도움을 주었다.

　나는 디톡스 프로그램 덕분에 체력이 현저히 회복되어 항암치료를 앞당겨 끝낼 수 있었으며 불과 4개월 만에 6차 치료까지 끝내고 암세포 소멸, 즉 무병 진단을 받았다.

　그 뒤 5년이 지나도록 암은 재발하거나 전이될 낌새가 전혀 없었고 2016년, 드디어 완치 판정을 받았다. 의사는 기적이라고 했다. 맞다, 자연치유가 일으킨 기적을 믿고 생활 중이다.

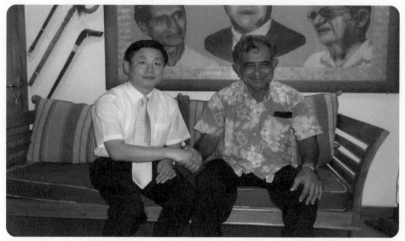

타히티 대통령과의 면담

자연치유의 기적으로 죽음의 문턱에서 생환한 나는 체험을 바탕으로 디톡스 프로그램을 업그레이드하고 본격적인 연구와 제품 개발에 나섰다. 나는 이전부터 건강에 좋은 많은 재료를 가지고 있었는데, 그중에는 파푸아뉴기니 청정 고산지대에만 자생하는 부아메라도 있었다. 부아메라에도 노니 못지않은 특효 성분이 있다는 정보를 확인한 나는 디톡스 프로그램에 포함했다.

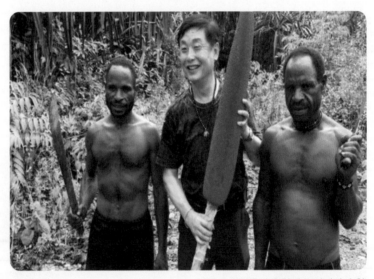

현지에서 원주민과 함께 부아메라 수확

　디톡스 프로그램은 세 가지 핵심 요소로 구성된다. 첫째는 디톡스, 즉 해독이다. 둘째는 필수 영양소를 고루 공급함으로써 신진대사의 균형을 이루는 것이다. 셋째는 면역체계를 강화하는 것이다.

나의 말기 혈액암을 완치시킨 프로세스와 일치한다.

이런 디톡스 프로그램은 나 자신의 체험을 가미하고, 이 프로그램의 도움으로 중증 질환을 극복한 수많은 환자의 임상 체험이 더해져 지금은 거의 완벽한 체계를 갖추게 되었다. 앞으로도 계속 다양한 체험을 축적하면서 신뢰를 높여가게 될 것이다.

나는 노니와 부아메라를 산지에 가서 직접 확인하고 원주민 및 전문가들과 정보를 공유하면서 더 깊이 연구했다. 이런 재료는 이미 오래전부터 회사를 통해 직수입하여 공급하는 품목이어서 안정적인 확보에 어려움은 없었다.

우리 몸의 건강과 치유의 해답은 궁극적으로 자연에 있으며 난치병일수록 환경 오염과 나쁜 식습관으로 인해 몸속에 쌓인 독소가 가장 큰 원인이다. 청정한 자연에서 멀어진 생활 환경이 만병의 근원이다. 겉으로 나타난 병증을 다스리기에 급급한 현대의학으로는 난치병 치유에 한계가 있다. '의학의 아버지'로 불리는 히포크라테스도 중병을 치료하는 데 화학치료 요법이 아닌 자연치유, 특히 디톡스에 주목했다. 과학의 원리를 신봉해온 서구사회도 오늘날에는 그 한계를 인식하고 자연의 원리에 주목하기 시작했다.

하버드 의대 디팩 초프라 박사는 고대 인도의 전통의학 아유르베다와 현대의학을 접목하여 '심신의학'이라는 통합의학의 한 분야를 개척했다. 모든 생명체는 해독 시스템과 면역 시스템 그리고 세포의 재생산을 통한 자가 치유 능력을 지니고 있다는 것이 심신의학의 바탕을 이룬다.

우리 몸은 자갸 치유 능력이 약해졌을 때 독소를 배출하지 못해서 심각한 질병에 걸린다. 따라서 근본적인 치료는 자가 치유 능력의 회복에 있다. 그래서 현대의학이 포기한 난치병 환자들이 디톡스 프로그램으로 회복하게 되는 것이다. 질병이 일어나면 병의 원인을 살펴야지 병증만 살펴서는 안 되는 이유다.

남태평양의 원주민은 이미 2000년 전부터 알고 실천해온 건강법을 우리는 돌고 돌아 이제야 받아들이게 되었으니, 지혜는 문명의 발달에 비례하지는 않은 것 같다. 늦었으나마 다행이다.

황병태 씀

병의 90%는 디톡스로 낫는다

현대인은 거의 평생을 무수한 질병과 싸우며 살아간다. 인류가 질병 없이 살았던 역사는 없었다. 항생제가 개발되고 현대의학 의술이 발달하기 전까지만 해도 인간의 평균 수명은 오늘날처럼 길지 않았다. 영양 부족이나 굶주림, 전염병으로 인해 인구의 상당수가 사망하는 일이 비일비재했다. 당장 우리나라만 하더라도 불과 반세기 전의 국민의 건강 및 영양 상태는 오늘날과 비교할 수조차 없을 정도로 열악했다.

그러나 20세기 이후 서양에서 발달한 현대의학 기술, 그리고 산업의 발달과 식량의 대량 생산으로 인한 영양의 개선은 인간의 평균 수명을 전례 없이 늘려주었다. 치명적인 질병에 걸리더라도 의약품과 의술의 발달로 생존율 자체는 매우 높아졌다. 우리나라도 산업이 발전하면서, 과거 보릿고개에 시달리던 시대를 지나 이제는 먹을거리가 풍요롭고 위생과 의술이 발달한 국가가 되었다.

그러나 문제는 인간이 살아가는 환경 자체가 과거와는 완전히 달라졌다는 점이다. 여기서 말하는 환경이란 대기오염이나 수질오염만 가리키지 않는다. 화학물질의 광범위한 활용으로 인해 먹는 것, 마시는 것, 입는 것, 바르는 것, 사용하는 것 등 우리가 아침에 일어나 활동하고 밤에 잠들기까지 접하거나 섭취하는 모든 것이 예전과 달라졌다.

이제, 숨 쉬고 먹고 접촉하는 주변의 모든 것 속에 과거에는 없던 인체에 치명적인 독소들이 들어 있다. 음식 속의 식품첨가물, 생활용품 속의 화학물질들은 매일 우리 몸을 공격하고 있다. 그 결과 현대인은 길어진 수명만큼 건강하게 사는 것이 아니라 길어진 수명만큼 크고 작은 질환에 시달리며 살게 되었다.

현대인이 평생 싸워야 하는 질병의 종류와 정도는 과거와는 질적으로 달라졌다. 예전에 흔치 않았던 질병들의 종류가 많아져 삶의 질을 떨어뜨리고 있다. 전 세계적으로 연간 1,000만 명이 암으로 사망하고, 당뇨에 시달리는 인구는 5억 명이 넘는다. 지구촌 어느 곳에는 여전히 기아에 시달리는 지역이 있는 반면, 도시화된 국가의 성인과 어린이는 비만이나 과체중이라는 문제를 갖고 있다. 원인 불명의 만성피로와 각종 알레르기질환은 도시 지역일수록 심각하며, 당장 사망하지 않더라도 수많은 난치성 질환에 시달리도록 만드는 질병들을 달고 산다.

이 문제의 심각성을 자각한 것은 오히려 서양의학이 발달한 서구권이었다. 의학의 발달에도 불구하고 너무나 많은 사람들이 이른 나이에 암에 걸리고, 아동기나 청소년기부터 비만과 성인병에 시달리며, 당뇨와 고혈압, 자가면역질환과 알레르기질환의 발병률이 나날이 증가하는 현상에 주목한 것이다.

이 과정에서 현대의학에서 다루지 않거나 간과하는 부분에 주목한 대체의학이 20세기 중반 이후부터 서양에서 먼저 각광받게 되었고, 대체의학의 방법론 중에서도 체내 독소를 빼야 진정한 의미의 치유에 이를 수 있다는 해독, 즉 디톡스(detoxification: detox)가 전 세계에 열풍을 불러왔다.

디톡스 열풍은 세계적인 다이어트 열풍과 함께 일어나기도 했지만, 디톡스를 통한 다이어트는 단지 굶거나 적게 먹어 체중을 줄이는 데만 있지 않다. 그보다는 체내에 쌓인 불필요한 노폐물을 배출시켜 건강을 되찾는다는 의미에 더 가깝다. 단순히 많이 먹어서 살이 찐 것이라고 보는 것이 아니라, 체내 독소가 부종을 일으키고 각종 질병을 동반하는 상태라 보았기 때문이다.

그래서 디톡스는 다이어트를 위해서뿐만 아니라 암 환자나 난치성 질병에 시달리는 환자들이 건강을 되찾기 위한 방법으로도 활용되고 있다. 실제로 국내외 수많은 임상 사례를 통하여 디톡스로 질병을 치유하고 회복을 촉진하며 병이 재발하지 않는 몸을 되찾았다는 체험담을 쉽게 접할 수 있다.

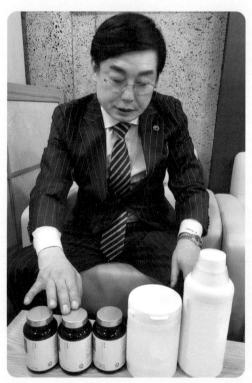
저자의 디톡스 프로그램 설명

저자 역시 한창 일할 나이에 건강에 큰 위기를 겪고 치료를 하던 과정에서 디톡스를 만나게 되었다. 한때 국내에서는 디톡스가 단기 다이어트 방법 정도로만 여겨지기도 하였으나, 미국에서 접한 디톡스 프로그램과 사례들을 통해 시야가 트이게 되었다. 나아가 디톡스를 스스로 공부하면서 디톡스가 궁극의 치유의 방법임을 알게 되고 디톡스 전문가가 될 수 있었다.

21세기 들어 우리나라도 다양한 디톡스 방법이 소개되고 대중화되면서 디톡스에 대한 관심이 커졌다.

저자는 이 책을 통해 디톡스의 치유 원리에 대한 핵심 내용을 안내하고, 누구나 부담 없이 따라하고 실천할 수 있는 디톡스 프로그램을 소개하고자 한다.

큰맘 먹고 해야 하는 디톡스, 시간과 비용을 많이 투자해야 하는 디톡스, 단식원이나 특정 기관에 입소해야만 할 수 있는 디톡스에서 벗어나 누구나 일상생활을 지속하면서도 실행에 옮길 수 있는 쉽고도 강력한 디톡스 방법을 제안하고자 한다.

이 책의 디톡스 방법을 통해 누구나 몸과 마음의 독소를 줄이고 비우며 건강한 백세시대의 꿈을 실천할 수 있기 바란다.

송봉준 외 감수자 일동

이 책을
읽는 방법

1장 왜 디톡스인가?

디톡스를 주목해야 할 이유에 대해 안내한다. 디톡스 원리가 무엇인지 알기 위해서는 독소가 무엇인지, 독소가 우리에게 미치는 심각성이 무엇인지 먼저 알아야 한다. 자가 진단을 통해 자신의 건강 상태와 독소로 인한 이상 질환 여부를 점검해볼 수 있다.

2장 현대의학에서 디톡스를 주목하고 있는 이유

디톡스의 의학적 측면에 대해 알아본다. 디톡스는 대체의학 분야의 대표적인 치유 방법이었으나, 이제는 현대의학에서도 디톡스 원리와 방법론에 대해 수용하며 임상에 응용하는 추세이다.

3장 약과 병원에 의존하지 않는 디톡스 6단계

본격 디톡스 과정과 방법에 대해 구체적으로 안내한다. 우리는 아프면 병원에 가고, 질병을 치료하기 위해서는 약을 먹어야 한다고 생각한다. 그러나 진정한 의미의 치료는 거기에서 끝나지 않는다. 건강한 삶을 살기 위해서는 현대의학의 도움을 받을 수 있는 부분 외에는 스스로 일상생활을 바꾸어 독소에서 자유로운 생활 패턴으로 완전히 변화시켜야 한다. 이것이 디톡스의 의미이다.

이를 위해 1단계에서는 마시는 공기와 물, 접촉하는 생활용품 속의 독소를 줄일 수 있어야 하고, 2단계에서는 내 몸이 디톡스를 잘할 수 있도록 몸 전체의 순환을 촉진시켜야 한다.

3단계에서는 운동과 수면, 스트레스를 관리함으로써 디톡스 효과가 유지될 수 있는 몸 상태를 만들며, 4단계에서는 독소를 배출하고 해독할 수 있게 도와주는 음식을 섭취한다.

5단계에서는 누구나 당장 시작할 수 있는 초간단 5일 디톡스 프로그램을 안내하며, 6단계에서는 디톡스 후 보식기를 거쳐 몸에 무리가 되지 않게 마무리하는 방법을 안내한다.

4장 디톡스 후 나타나는 호전반응

누구나 디톡스를 하는 도중, 혹은 하고 나서 경험할 수 있는 호전반응, 흔히 명현현상이라고 일컫는 증상들을 알아본다. 또한 디톡스를 쉽게 포기하지 않고 무리 없이 진행하기 위해 알아두어야 할 점을 소개하였다.

5장 디톡스로 다른 인생을 살게 된 사람들

장기적인 디톡스를 통해 건강과 행복을 되찾은 체험자들의 생생한 사례를 안내한다.

6장 디톡스에 대한 모든 것 Q&A

디톡스에 대해 누구나 궁금해할 수 있는 부분을 짚어본다.

1장 왜 디톡스인가?

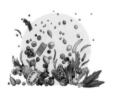

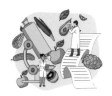
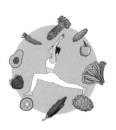
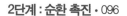

4장 디톡스 후 나타나는 호전반응

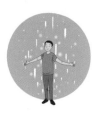

5장 디톡스로 다른 인생을 살게 된 사람들

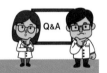

6장 디톡스에 대한 모든 것 Q&A

건강하게
오래 살고 싶다면
디톡스 프로그램을
만나야 합니다!

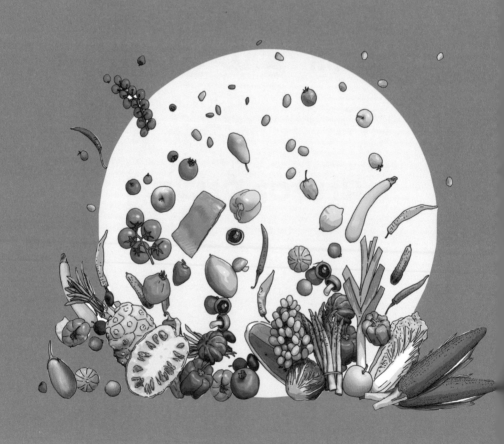

1장

왜 디톡스인가?

01 건강한 백세의 삶을 방해하는 살인자는?

독소는 만병의 근원이자 침묵의 살인자

우리는 누구나 백세시대를 건강하게 살고 싶어한다. 길어진 수명을 질병과 통증에 시달리며 보내고 싶어하는 사람은 아무도 없을 것이다.

하지만 암을 비롯한 난치성 질병, 노화, 혈관질환이나 성인병과 관련된 크고 작은 질환들, 코로나 바이러스 같은 새로운 바이러스의 창궐, 극심한 환경오염, 화학물질로 범벅이 된 먹거리 등은 우리를 건강한 삶으로부터 멀어지게 한다.

각종 질병에 걸리거나 건강하지 않은 상태가 지속되는 것은 개개인의 요인이라고 생각할 수 있다. 개인이 건강 관리를 제대로 하지 않았거나, 운동을 게을리했거나, 잘못된 식사 습관 때문에 건강이 망가진다는 것이 일반적인 상식이다.

그러나 사실은 개인의 노력과 관리를 무색하게 만드는 침묵의 살인자가 있으니, 그것은 바로 눈에 보이지 않는 '독소'이다.

태어나자마자 독소의 공격을 받는 이유

현대인은 태어나는 순간부터 평생 동안 온갖 종류의 독소의 공격을 받는다.

심지어 갓난아기들도 독소의 공격으로부터 예외는 아니다. 태어나면 누구나 맞아야 하는 백신과 예방주사 속의 보존제와 화학첨가물, 24시간 피부와 접촉하는 기저귀 속의 화학물질이나 공기 속 미세먼지, 마시는 물 속에 들어있는 미세플라스틱으로부터 완전히 자유로울 수 없다.

인간을 비롯한 모든 생명체는 외부의 독소로부터 스스로를 지키는 방어 기능, 즉 자체적인 면역기능을 가지고 있다. 기침이나 통증, 고열 등 아플 때 나타나는 모든 증상은 사실은 우리 몸속에서 독소를 외부로 배출하고 체내 시스템을 지키려는 반응이다.

문제는 과거와는 급격히 달라진 환경요인이다. 먹는 것과 입는 것, 마시는 것, 공기와 토양과 물, 생활 속 온갖 용품들 속에 눈에 보이지도 않는 독소들이 존재한다.

각종 난치성 질환의 원인

이러한 생활 속 독소들은 암을 비롯한 각종 난치병의 직접적 혹은 간접적인 원인으로 작용한다는 점에서 심각하다. 가령 심장병과 심혈관질환은 혈액 속의 독소, 나아가 혈액 순환을 통해 체내 조직과 세포에 축적된 독소와 관련이 있다.

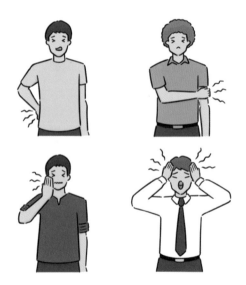

독소로 인해 발생되는 질환

실제로 심장질환을 악화시키거나 유발하는 원인 중에는 수은이나 납 등의 금속 물질, 할로겐 등의 합성 화학물질 등이 꼽힌다. 할로겐 물질은 누구나 생활 속에서 흔히 접하는 치약, 소독제나 세척제, 염색약 등에 들어 있는 물질이다.

전 세계적으로 높은 사망률을 유지하고 있는 폐질환인 만성폐쇄성폐질환의 경우 주요 발병 원인은 다름 아닌 환경오염, 그 중에서도 대기오염으로 인한 공기 속 독소이다.

이처럼 우리는 그 누구도 과잉 독소 속에서 살고 있다고 해도 과언이 아니다.

피부에 바르거나 접촉하는 화학 합성 제품들, 의약품, 첨가물 덩어리인 음식들 속에 들어 있는 독성 성분들은 한 번 체내에 들어오면 배출되는 것이 아니라 몸속에 축적된다.

비록 평균 수명 자체는 길어졌지만 아직도 인류가 인생의 대부분을 질병에 시달리게 된 것은 바로 이 독소로부터 자유롭지 못하기 때문이다.

02 모든 문제는 독소에서 시작된다

대수롭지 않은 줄 알았던 질환들의 진짜 원인

평소 만성피로를 달고 사는가?

습관적으로 두통이나 편두통에 시달리는가?

잠을 자도 개운하지 않거나 불면증이 있는가?

이러한 증상들은 누구나 어느 정도 가지고 있는 증상들이라고 생각할지도 모른다. 그러나 너무 흔하고 익숙해진 것일 뿐, 이 모든 것은 체내 독소에서 비롯되는 증상들이다.

체내 축적된 독소는 세포 조직을 파괴하고 호르몬을 교란시켜 각 장기의 기능을 저하시킨다. 뿐만 아니라 각종 알레르기 질환과 아토피 피부염을 유발하고 면역력을 감소시킨다.

그렇다면 왜 독소가 문제가 될까?

원칙적으로 우리 몸은 신진대사를 통해 대사 과정에서 생성되는 체내 독소를 체외로 배출시키는 놀라운 기능을 가지고 있다. 호흡을 통해, 대소변을 통해, 피부에서 배출되는 땀을 통해, 체내 독소는 끊임없이 제거되고 배출된다.

즉 자연 상태에서 우리 몸은 그 자체로 해독 기능을 하고 있었던 것이다. 바이러스나 박테리아가 몸속에 들어왔을 때 염증 반응을 통해 외부 독소를 무찌르고 회복되는 것은 가장 바람직한 자연치유 및 해독의 작용이다.

인체는 오늘날의 환경 독소를 감당할 수 없다

그러나 불과 1~2세기도 되지 않아 환경이 급속히 변화하면서 인체가 자연치유와 자연해독을 할 수 없는 수준의 과도한 독소들이 쌓이기 시작했다.

긴 인류 역사와 비교했을 때 매우 짧은 기간 동안 산업화, 공업화, 도시화된 환경으로 인해 인간은 그전에는 경험해보지 못한 독소의 공격을 받으며 살게 되었다. 여기에는 화학제품, 매연, 산업폐

기물, 식품첨가물, 공기와 물과 토양 속의 중금속 등이 있다.

어느 정도의 외부 독소는 얼마든지 체외로 배출하고 해독할 수 있지만, 생활환경 자체가 독성으로 이루어져 있다면 우리 몸의 면역 기능과 해독 기능에도 한계가 온다. 그 결과 현대인은 수명이 길어진 대신 독소로 인한 질병에 시달리게 된 것이다.

독소라고 할 수 있는 물질에는 화학물질도 있지만 술과 약, 음식도 있다.

의학의 발달로 항생제와 외과 시술의 혜택을 누릴 수 있게 된 것은 사실이지만, 모든 약이라는 것도 궁극적으로는 간에서 대사 과정을 통해 해독이 되어야 하는 외부 물질이다. 약으로 인한 도움을 받고자 부작용이나 역기능을 감수하는 것뿐이다. 술을 소량이라도 마시면 간에서 해독을 해야 하는 것처럼 말이다.

독소의 악순환을 끊어라

특히 음식은 우리가 일상적으로 가장 많이 접하는 독소라 할 수 있다. 음식 그 자체는 영양분을 섭취하고 에너지를 얻기 위해 반드시 필수적이지만, 현대인이 먹는 음식 속의 성분은 과거 산업화 이전 시대와 더 이상 같을 수 없다.

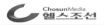

ChosunMedia
헬스조선

뉴스　심층기획　명의　헬스조선 프렌즈　라이프　···

놔두면 병 되는 노화증상 몸 속 독소 빼내면 '거뜬'

한희준 헬스조선 기자
입력 2012/04/18 09:20

중·장년층 디톡스

변비와 설사를 반복하고 자도자도 피곤해 지난해 12월 병원을 찾은 식상인 신모(42·서울 강남구)씨는 병원에서 "장내 세균 대사물질인 내독소(內毒素)가 과다해서 나타는 증상으로 보이니, 디톡스(detox)를 해 보라"는 권유를 받았다. 신씨는 장내 세균을 없애는 치료를 받으면서 넉 달간 매달 한 번씩 주말 단식을 했다. 밥상에는 채소 샐러드를 꼬박꼬박 올렸다. 현재 변비와 설사가 거의 사라졌고, 소변 유기산 검사 결과, 장내 내독소도 해소됐다.

차움 디톡스슬리밍센터 윤지연 교수는 "중금속·방부제 등 외부에서 들어온 독소는 간·신장 등 인체 곳곳에 축적되고, 인체 신진대사 과정에서 만들어지는 내독소와 활성산소는 온몸을 돌아다니며 온갖 질병을 유발한다"고 말했다. 이들이 쌓이면 피로·소화불량·불면증 등 각종 신체 증상이 나타난다. 윤지연 교수는 "병은 아니면서 생활에 지장을 주는 증상이 나타났을 때 디톡스를 하면 증상 해결은 물론, 질병 예방 효과도 기대할 수 있다"고 말했다. 디톡스 요법은 의학적으로 정립되고 있는데, '내독소는 알레르기·만성피로·자가면역질환 등을 유발할 수 있으며, 이 때 장 기능을 개선하면 증상이 완화된다'는 내용이 내과학 교과서에 실려 있다.

디톡스는 중장년층에게 더 권장된다. 나이가 들면서 체내 독소량은 점점 많아지지만, 해독 능력은 떨어지기 때문이다. 경희대병원 내분비내과 김영설 교수는 "단식은 일정한 기간마다, 다른 디톡스는 꾸준히 실천하면 건강에 큰 도움이 된다"고 말했다.

출처 : 헬스조선

농작물을 재배할 때 사용하는 농약과 제초제, 화학비료, 가축을 대량 사육하며 사용하는 항생제와 백신 성분, 어류와 어패류 속의 중금속과 미세플라스틱 등은, 비록 식재료로 접할 때는 인체에 치명적이지 않다고 하지만 그렇다고 해서 이 성분들이 사라진 것은 아니다. 오히려 최상위 포식자인 인간의 체내에 독소가 가장 많이 축적된다.

독소로 인해 균형이 깨진 인체 시스템과 그로 인한 각종 일상생활 속 크고 작은 질환들로 인해, 또 다시 약물이라는 독을 섭취하는 악순환이 반복되고 있다.

따라서 우리는 '독소'를 통해 질병에 걸린 일부 환자들에게만 해당되는 단어가 아님을 알아야 한다. 이는 오늘을 살아가는 우리 모두가 친숙해져야 하는 단어이다. 아울러 '디톡스'라는 것도 어쩌다 한두 번 단식을 하거나 해독주스를 한 잔 마신다고 해서 끝나는 일이 아님을 기억해야 한다.

자연적인 순환에서 멀어진 몸을 정상화시키고 독소가 더 이상 쌓이지 않도록 하기 위해서는 일상생활 자체가 해독에 익숙해져야 한다.

03 독소는 만병의 근원

인류의 질병 치유 원리는 디톡스

사실 디톡스란 최근에 갑자기 생긴 것은 아니다. 전 세계적으로, 그리고 우리나라에도 해독 혹은 디톡스 열풍이 불었지만 이 또한 현대의 유행만은 아니다. 오히려 반대로, 해독은 건강에 대해 인간이 터득한 본질로 돌아가려는 움직임에 더 가깝다고 할 수 있다.

인류의 의학 발전의 역사는 해독 기술의 역사라고 해도 과언이 아니다.

예를 들어 기원전 400년경 그리스의 의사 히포크라테스는 몸을 건강하기 위해 단식을 권유했다는 기록이 있다.

그보다 훨씬 전인 4000년 전 고대 이집트에서도 병을 치료하기 위해 관장을 했다는 기록이 있는데, 위와 장을 비우는 것은 오늘날에도 잘 알려진 디톡스의 대표적인 방법들이다.

주변에 나는 약초를 복용해 병을 치료하거나 증상을 개선시키는 것도 몸속의 독소를 제거하거나 중화시키는 대표적인 방법들이다.

그 밖에도 전 세계 다양한 문화권에서는 질병을 치료하고 예방하기 위해 그 지역의 풍토에 맞는 전통 의학과 민간요법이 수천 년 동안 발전해왔다.

병을 없애려면 독을 없애라. 이것이 치료의 원리이다.

해독의 역사는 곧 의술의 역사

한의학에서도 몸속에 '담(痰)'이 많으면 병이 생긴다고 했는데, 이 '담'도 독소를 뜻한다. 또한 한의학에서 말하는 '어혈(瘀血)'도 혈액에 독소가 쌓인 것을 뜻한다.

현대에 이르러 의술이 고도로 발전했음에도 불구하고 다시 디톡스가 각광을 받는 이유는 무엇일까?

오늘날의 환경에서 독소의 위험성이 너무 많이 커져, 질병의 치료 이전에 그 원인부터 다스릴 필요성이 커졌기 때문이다.

공기와 토양과 물, 먹는 것과 입는 것과 사는 곳에 이르기까지, 헤아릴 수 없는 독소들에 노출되어 살고 있다.

그렇다면 환경의 영향으로 몸속에 독이 쌓이면 어떤 질병들이 생길까?

혈액에 독소가 축적되면?

→ 각종 심혈관질환과 뇌질환이 발병한다.

- 심근경색, 고지혈증, 협심증, 부정맥, 고혈압, 혈액순환 장애 발생

- 뇌경색, 치매, 중풍, 두통, 편두통

- 당뇨, 신부전증

간에 독소가 축적되면?

→ 간은 우리 몸의 독을 해독하는 기관이다. 그러나 이러한 간이 감당할 수 없을 정도의 독소가 체내에 축적되면 광범위한 만성질환이 생긴다.

- 간염, 간암, 간경화

- 만성피로

- 피부질환, 소화기 장애, 황달

소화기관에 독소가 축적되면?

→ 음식물을 섭취 후 영양소는 흡수하고 노폐물은 배설하는 것이 소화기관의

역할이다. 그러나 위와 장에서 노폐물이 걸러지지 않으면 몸속에 재흡수되어 각종 병을 유발한다.

- 과민성대장증후군, 변비, 위염, 위암, 대장암
- 피부 염증, 호르몬 이상, 두통

피부에 독소가 축적되면?

→ 피부를 통해 배출되어야 할 독소가 배출되지 못하면 염증과 노화를 유발한다.

- 성인 여드름, 아토피 피부염, 각종 알레르기성 피부염

생식기관에 독소가 축적되면?

→ 생식기관은 독소에 매우 취약한 기관으로, 호르몬과 체내 환경 이상에 매우 민감한 기관이다. 생식기관의 질병은 대부분 독소로 인한 것이다.

- 생리불순, 생리통, 방광염, 자궁근종, 냉대하
- 전립선암, 요도염, 발기부전, 정자 수 감소

04 이런 증상들은
몸속에 독소가 많다는 신호

독소가 쌓이면 위험신호를 보낸다

몸속에 과도하게 쌓인 독소는 어떤 형태로든 신호를 보낸다.

이미 어떤 증상들이 지속적으로 나타나고 있다는 것은 몸속에서 자가 치유, 자가 해독이 어려울 정도로 많은 독소가 쌓여 질병으로 진행이 되고 있다는 신호다.

따라서 '자주 피곤하다' 와 같은 일상적인 증상이라 하더라도 그냥 지나치지 말아야 한다. 몸은 우리에게 '독소에 시달리고 있다' 라는 신호를 보내고 있는 것이기 때문이다.

문명과 동떨어진 청정지역에서 평생을 살아온 것이 아니라면 우리는 누구나 일상생활 환경에서 각종 독소에 노출되어 있고 우리 몸속은 많은 독소가 쌓여 있다고 할 수 있다.

평소 다음과 같은 증상들이 있다면 우리 몸에서 해독, 디톡스를 필요로 하고 있다는 증거라고 할 수 있다.

디톡스에 대한 이해와 기능

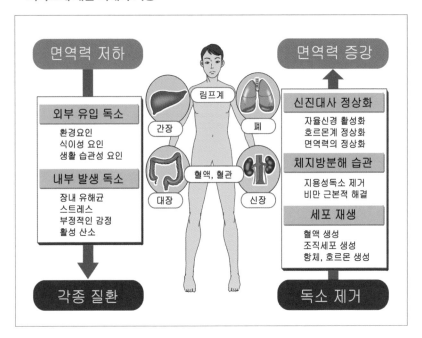

〈독소가 보내는 내 몸의 잦은 신호〉

- 만성피로가 계속되고 피로회복제나 카페인 음료로 버티는 날이 많다.

- 아침에 일어나도 개운하지 않고 몸이 무겁거나 처진다.

- 불면증이 자주 있다.

- 두통이 자주 있다.

- 머리가 무겁거나 머릿속이 흐리멍덩한 느낌이 자주 든다.

- 손발이 차거나 잘 붓는다.

- 과민성대장염이나 변비가 자주 있다.

- 위장에 가스가 자주 차거나 소화가 잘 안된다.

- 알레르기 증상(비염, 천식 등)이 있다.

- 구취가 심하다.

- 피부가 푸석하고 거칠다.

- 살이 찌고 근육량은 부족하다.

- 피부에 화농성 염증(여드름, 뾰루지 등)이 자주 생긴다.

- 대변과 방귀 냄새가 역하다.

- 감기에 잘 걸린다.

- 생리통이 심하다.

위와 같은 증상들이 평소에 두세 가지 이상 있다면, 혹은 한두 가지 이상의 증상들이 장기간 지속되어 일상생활이 된 경우라면, 몸속은 반드시 디톡스가 필요한 상태나 마찬가지이다.

체내에 축적된 독소를 빼내지 않고 내버려둘 경우, 위의 증상들은 중증질환이나 난치성 질병, 나아가 암으로 진행될 전조 증상이라 해도 과언이 아니다.

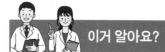

독소가 쌓인 신체 부위별 전조 증상

머리

두통이 자주 있다.

지끈거린다.

머리가 무겁다.

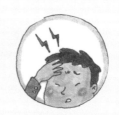

눈

눈이 자주 가렵고 충혈된다.

눈이 침침하다.

뻑뻑하고 무겁다.

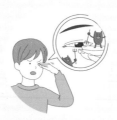

모발

윤기가 없다.

머리 감은 후 탈모 양이 눈에 띄게 많다.

비듬이 많고 기름기가 있다.

코

비염이 있다.

코로 숨쉬기가 어렵다.

치아와 구강

잇몸이 잘 붓고 피가 난다.

입 냄새가 난다.

혀에 백태가 낀다.

얼굴 피부

여드름과 뾰루지가 잘 생긴다.

기미가 생긴다.

피부가 거칠다.

안색이 어둡다.

전신 피부

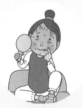

두드러기가 자주 생긴다.

알레르기성 피부질환이 있다.

아토피가 있다.

염증이 잘 안 낫는다.

위

가스가 잘 찬다.

소화가 잘 안 된다.

폐

기관지염이 자주 생긴다.

천식 증상이 있다.

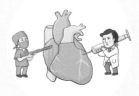

장

변비가 잦다.

무른 변을 본다.

배변 활동이 원활하지 않고 잔변감이 있다.

자궁

생리통이 심하다.

생리불순이 있다.

냉·대하 증상이 있다.

독소에 중독된 내 몸이 보내는 신호 자세히 체크하기

머리카락-모발에 윤기가 없이 푸석푸석하다. 탈모가 급격히 진행된다.

눈-항상 눈이 무겁고 침침하여 시야가 흐려지기도 한다. 충혈과 가려움증이 생긴다.

머리-머리가 무겁게 느껴진다. 어지럼증, 만성 두통, 불면증이 생긴다.

귀-청신경이 자극을 받아 귀가 울리면 통증이 느껴진다. 염증 이나 가려움증이 생긴다.

코-코가 막히고 비염 또는 재채기를 동반한다.

입-입안이 자주 헐고, 혓바늘이 돋는다. 잇몸이 부르트기도 한다.

피부-여드름, 기미 등의 피부 트러블이 생긴다. 피부 건조, 두드러기, 아토피 등의 알레르기 증세를 보인다.

심장-심장의 박동이 빠르고 거세며 불규칙하다.

폐-숨을 가쁘게 몰아쉰다. 호흡 곤란 및 천식과 기관지염을 일으킨다.

위-속이 메슥거리고 소화 불량 및 구토 등의 증세가 나타난다.

장-잦은 설사나 변비 등의 배변 이상을 보인다.

관절-관절이 뻣뻣해지면서 통증이 느껴진다. 관절에 염증이 생긴다.

05 내 몸의 독소 자가 진단법

다음 자가 진단 리스트를 살펴보고 자신에게 해당 되는 곳에 체크 한 후,
합산 점수를 통해 내 몸의 독소 여부를 진단해보자.

☐ 두통이나 편두통으로 진통제를 자주 먹는다.

☐ 늘 머리가 무겁다.

☐ 눈이 잘 충혈되거나 자주 가렵다.

☐ 눈의 흰자위가 맑지 못하다.

☐ 눈곱이 잘 낀다.

☐ 콧속이 잘 막힌다.

☐ 비염이 잘 생긴다.

☐ 구취가 심한 편이다.

☐ 혀에 백태가 낀다.

☐ 입 안이 잘 헌다.

☐ 뽀루지가 잘 생긴다.

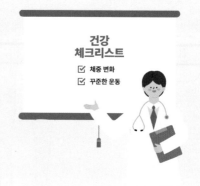

- ☐ 눈 밑 다크서클이 있다.
- ☐ 탈모가 심하다.
- ☐ 모발이 거칠고 푸석하다.
- ☐ 손톱이 잘 부러진다.
- ☐ 손발이 차다.
- ☐ 손발이나 얼굴이 잘 붓는다.
- ☐ 상처가 질 낫지 않는다.
- ☐ 소화가 잘 안 되고 가스가 찬다.
- ☐ 변비가 잦다.
- ☐ 무른 변을 자주 본다.
- ☐ 잔변감, 잔뇨감이 있다.
- ☐ 대·소변 냄새가 비정상적으로 심하다.
- ☐ 아토피 등 만성피부질환이 있다.
- ☐ 야식, 폭식, 과식을 자주 한다.
- ☐ 음주를 자주 한다.
- ☐ 담배를 피운다.
- ☐ 만성피로가 있다.
- ☐ 잠들기까지 오래 걸리고 불면증이 있다.
- ☐ 예전에 비해 짜증과 화가 많고 예민하며 감정 기복이 심해졌다.

<진단법>
'그렇다' 고 체크한 답변의 수

20개 이상 : 고위험!
→ 이미 건강에 적신호가 온 상태이다. 난치성 혹은 만성질환에 걸린 상태로, 현재 특정 질병으로 치료를 받고 있는 상태가 아니라면, 반드시 검진을 통해 확인할 필요가 있다. 디톡스가 가장 필요한 경우로서, 당장 건강 관리와 디톡스를 하지 않으면 위험하다.

10~19개 : 위기!
→ 건강에 적신호가 오기 직전의 상태로, 전반적인 생활 습관을 개선할 필요가 있다. 특정 질환이 지속되고 있을 수 있지만 막상 본인은 대수롭지 않게 넘기며 생활하고 있을 수 있다. 생활 관리의 변화와 디톡스를 통해 건강을 회복할 필요가 있다.

5~9개 : 유의!
→ 고위험군은 아니나 특정 질환이 있을 수도 있다. 그런 경우 그 질환이 일시적인 것인지, 만성적인 것인지 확인해보고 식습관과 생활 습관을 바꿀 필요가 있다.

0~4개 : 꾸준한 관리!
→ 대체로 양호한 편이나 평소 식습관 관리, 운동, 디톡스를 통해 꾸준한 관리가 필요하다.

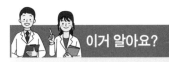
한방에서 말하는 유형별 독소 종류

전 세계 문화권에서는 몸속에 독소가 쌓이는 것을 질병의 원인으로 보고,
다양한 방법으로 해독을 하는 법을 발견하고 찾아내면서 고유한 전통의학
이 발달되어 왔다.

이는 우리나라에서도 마찬가지로, 특히 한의학에서는 몸속에 어혈이나 담
이 쌓이는 것을 경계하며 질병 치유의 핵심으로 삼았다.

한의학에서 말하는 독소에는 다음과 같은 것들이 있다.

어혈

어혈(瘀血)이란?

혈액 순환에 문제가 생겨 발생한 죽은 피.

어혈, 왜 생기나?

혈액 순환장애나 혈전으로 인해 혈관에 염증이 생겼을 때

타박상이나 염좌 증 외상으로 인해 출혈이 생겼다가

피가 체내에 남아 있을 때

잦은 음주와 자극적인 음식 섭취로 대사질환이 생겼을 때

어혈이 있으면 어떤 증상이 생기나?

입이 잘 말라 물을 자주 찾는다.

몸에 열감이 있다.

코피나 혈변, 혈뇨, 자궁 출혈 등 비정상적인 출혈이 있다.

배가 팽팽하고 불편하다.

두통이 자주 있고 머리와 어깨가 무겁다.

특정 부위에 통증이 있다.

피부나 점막에 반점이 있다.

어혈 치료, 어떻게?

사혈을 통해 죽은 피를 배출시킨다.

주로 혈액 순환을 돕는 치료를 한다.

담음

담음(痰飲, 痰秘)이란?

배출되지 못하고 쌓인 수액, 진액 형태의 독소 찌꺼기.

담음, 왜 생기나?

과로와 스트레스

과식, 폭식 등 잘못된 식습관

과음하는 습관

찬 기운에 노출됨

담음이 있으면 어떤 증상이 생기나?

어지럼증이 있다.

귀에서 이명이 들린다.

고혈압, 당뇨 등 혈액 및 대사질환이 있다.

가슴이 두근거리고 숨이 찬다.

속이 안 좋은 느낌이 자주 있다.

머리가 지끈거리고 눈이 침침하다.

배에서 꾸륵거리는 소리가 난다.

몸이 무겁고 피곤하다.

담음 치료, 어떻게?

몸속의 독소를 배출시킨다.

술과 자극적인 음식을 삼간다.

수독

수독이란?

배출되지 못하고 쌓인 수분으로 부종의 원인.

수독, 왜 생기나?

스트레스와 과로

폭식과 과식, 자극적인 음식 섭취

운동 부족

다양한 원인의 알레르기 반응으로 세포가 수분을 빨아들이고

배출하지 못함

수독이 있으면 어떤 증상이 생기나?

급격히 붓고 갑자기 살이 많이 찐다.

몸이 무겁고 피로감이 심하다.

무른 변을 본다.

갈증이 생긴다.

손발이 차다.

이유 없이 여기저기 통증이 있다.

피부에 각질, 건선, 기미, 뾰루지가 잘 생긴다.

가래가 많다.

입 냄새가 심하다.

수독 치료, 어떻게?

몸의 기운을 따뜻하게 하여 순환을 돕는다.

손발을 따뜻하게 한다.

알레르기를 일으키는 음식을 피한다.

찬 음료, 찬물을 피하고 따뜻한 물을 자주 마신다.

운동을 통해 순환을 돕는다.

이뇨 작용을 돕는 채소를 섭취한다.

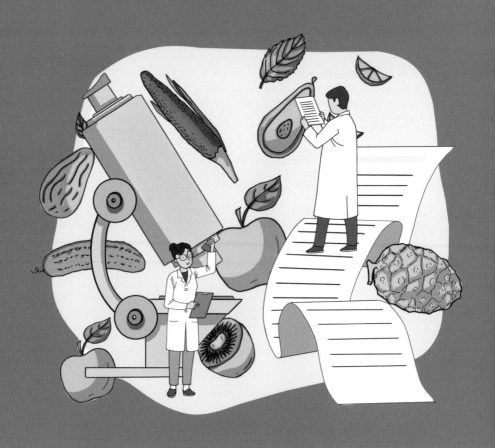

2장

현대의학에서
디톡스를
주목하고 있는 이유

01 통상적인 치료가 아닌 새로운 치료 원리

증상이 없어지면 병이 없어진 것일까?

현대의학에서는 통상적으로 어떤 증상 자체를 억제하고 부위를 제거하는 것을 치료의 원칙으로 삼는다.

예를 들어 종양이 있으면 종양을 제거하고, 암세포 증식을 억제하기 위해 화학치료, 방사선치료로 세포 전체를 억제하는 것이 우리가 알고 있는 현대의학의 치료이다.

물론 현대의학의 발전으로 인류의 생존율과 수명은 놀라울 정도로 높아지고 길어졌다. 수많은 종류의 약재들이 계속 개발되어 왔고, 의료기술이 발전하면서 많은 난치병들을 극복하고 있다.

그러나 질병의 원인 자체를 뿌리 뽑고 질병에 잘 걸리지 않는 건강한 몸을 유지하기 위한 해결책은 단지 현대의학에만 있지 않다.

증상의 제거에서 한 발 나아가 근본적인 치유를 위한 해답의 열쇠는 몸속에 쌓인 독을 배출시켜 우리 몸이 정상적인 순환을 할 수 있도록 하는 데 있다.

증상의 억제와 제거만이 답은 아니다

수술과 시술, 약물치료, 주사 요법 등은 현대의학만의 관행이자, 질병 치료에 대한 현대인의 고정관념이었다.

그러나 현대의학이 놓치고 있는 건강의 본질에 주목한 자연의학에서는 환경의 개선, 식습관의 개선, 체내 독소의 배출을 통해 우리 몸을 자연 그대로의 상태에 가깝게 회복시키는 것을 강조한다.

이러한 흐름 속에서 현대의학에서도 자연치유의 원리와 철학을 부정하지 않고 점점 수용하면서 고정관념을 깨는 노력을 하고 있는 추세이다.

해독, 즉 디톡스 요법은 이러한 의학적 흐름에서 폭발적으로 각광을 받게 된 치유법이다.

디톡스의 치료 원리는 간단하다.

몸속에 필요 이상으로 쌓인 독소를 정기적으로 배출하고, 평소에도 과도하게 쌓이지 않도록 관리하는 것이다. 또한 생활 습관과 식습관을 최대한 자연의 원칙에 가깝게 변화시켜 독소 축적을 가급적 줄이는 것이다.

모든 비정상적인 증상의 근본 원인인 독소를 어느 정도 배출시켜주면 우리 몸은 제 기능을 발휘한다. 지구상 모든 생명체는 스스로 면역력을 갖고 독소를 배출하는 고유한 기능을 가지고 있기 때문이다.

그런 의미에서 디톡스는 현대의학의 고정관념에서 벗어나 자연의 원리로 돌아가는 치유 방법이라 할 수 있다.

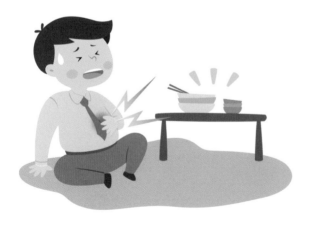

02 자연의 원리에서 치유의 답을 찾다

현대의학의 난제

건강과 치유의 해답은 궁극적으로 자연의 원리에 있다.

오늘날 발병 및 사망률이 높은 질병일수록 잘못된 환경과 습관으로 인한 독소가 가장 큰 원인임을 알 수 있다. 오염된 공기, 토양, 물과 일상생활 속 피부와 호흡 그리고 음식을 통해 24시간 접하는 화학물질들, 그리고 자연에서 멀어진 생활 습관은 모든 질병의 직접적, 간접적 원인이다.

그 결과 암과 대사질환, 성인병과 비만, 알레르기 질환을 비롯한 난치성 질병이 만연하게 되었다. 이러한 모든 질병은 현대의학의 숙제이기도 하다. 실제로 암을 정복하기 위한 치료 방법이나 비만을 치료하기 위한 의료기술이 지금 이 순간에도 연구와 개발을 거

듭하고 있다.

그러나 증상 억제와 병변 제거를 원리로 하는 현대의학으로는 특정 질환을 줄이거나 없앨 수는 있어도 건강을 회복하고 유지하는 데는 한계가 있다.

우리의 몸이 따라야 할 자원 그대로의 원리로 되돌아가지 않는 한, 억제한 증상은 재발할 수 있고, 없앤 것은 또 다시 생길 수 있기 때문이다.

우리 몸은 자연을 좋아한다

아이러니하게도 '현대의학의 아버지'로 불리는 고대 그리스 의사 히포크라테스가 중요시한 치료법이 다름 아닌 자연치유, 특히 디톡스였다.

또한 과학의 원리를 신봉하던 서구 문화권에서 오히려 먼저 각광을 받은 것이 대체의학 혹은 자연치유, 디톡스 요법, 아유르베다(고대 인도의 의학)의 원리에 의한 치유, 동양의 요가나 명상과 같은 힐링 프로그램 등이었다.

즉 서양의 현대의학의 도움을 받되, 우리 몸을 자연의 상태로 되돌려 고유의 기능을 할 수 있도록 치유해야 한다는 것이다.

자연의 원리에 따른 질병 치유의 원칙은 매우 단순하고도 상식적이다.

첫째, 자연 그대로의 음식을 먹는다.

둘째, 과도하게 쌓인 것은 수시로 비워낸다.

셋째, 골고루 균형 있는 영양소를 섭취한다.

넷째, 쉼과 회복의 시간을 갖는다.

다섯째, 독이 쌓일 수 있는 원인 요소들을 되도록 줄인다.

여섯째, 자연의 리듬에 가까운 생활 습관을 갖는다.

만약 남은 삶의 대부분을 병원과 약에 의존하며 살고 싶지 않다면, 위의 건강 원칙을 당장 실천해야 한다. 우리 몸이 좋아하는 것을 제공하는 것이 디톡스의 원리이다.

03 전문가와 일반인의 체험으로 효과 검증

비워내야 한다

21세기 이후 디톡스 요법은 일반인과 전문가에 의해 실제 체험으로 그 효과가 검증되어 왔다. 전문가 검증과 안내를 통해 디톡스를 경험한 사람들은 공통적으로 다음과 같은 후기를 이야기한다.

"평소 먹던 식사를 며칠 중단하고 디톡스 요법에 의한 특수식만 섭취하거나 단식을 했는데도 배가 별로 고프지 않았어요."

"신기하게도 공복감으로 괴로운 것이 아니라 몸이 가볍고 개운하게 느껴졌어요."

"체중 감량 효과가 있었어요."

"기존에 있던 만성질환으로 인한 증상이나 통증이 줄어들었어요."

"한 번 해보니 또 해보고 싶어졌어요."

전 세계적으로 검증된 디톡스의 건강 효과

본래 식사를 줄이거나 단식을 하는 것은 전 세계적으로 자연 의학에서 공통적으로 나타나는 치유 방법 중 하나이다.

심지어 야생의 동물들도 병에 걸리거나 소화에 문제가 생기면 음식을 끊고 굶는 것으로 치유의 시간을 가진다. 이것은 동물들의 본능이다. 먹이를 먹지 않아 속을 비우거나, 배출을 돕는 풀을 섭취함으로써 나름대로 디톡스를 하는 것이다.

인간도 이와 다르지 않다.

식사를 줄이고 디톡스를 돕는 성분으로 이루어진 제품을 며칠간 섭취하는 것, 그 후 화학 성분과 육식을 제한하고 채식 위주의 자연식 식사를 유지하는 것만으로도 독소로 인한 질환은 놀랍도록 개선 효과가 있었음이 드러났다.

이때 무작정 굶는다고 해서 디톡스가 이루어지는 것은 아니다. 몸의 컨디션과 기저 질환을 고려하여 영양 성분과 과정을 고려한 제대로 된 디톡스를 잘하는 것이 중요하다.

04 전 세계 의사들도 임상에 응용

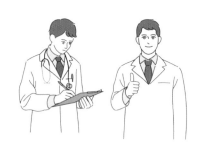

주류 의학계에서도 적극 활용

디톡스와 비움을 주축으로 하는 자연의학 혹은 대체의학의 방법론들은 전 세계의 주류 의학계에서도 인정받으며 활용되고 있는 추세이다.

즉 이제 주류의 서양의학과 주류가 아니었던 대체의학은 서로 상충하는 것이 아니다.

병원의 약물치료나 시술만으로는 부족한 부분을 대체의학, 자연의학의 다양한 방법들과 요법들을 통해 보완하여 치유할 수 있다.

반대로 자연의학만으로는 부족한 기술적인 부분, 의료적인 부분은 병원에서 제시하는 과학적인 치료 방법을 통해 도움받을 수 있다. 경우에 따라서는 서양의학을 전공한 전문의들도 서양의학의 방법론의 한계를 인정하고 자연치유의 방법론을 적극 수용하며 활용하기도 한다.

자연에 가깝게 먹고 비우는 치유 방법의 활용

인도 뉴델리 출신의 미국 의사인 디팩 초프[1]라는 정통 서양의학을 전공했음에도 불구하고 인도의 전통 의학인 아유르베다에 근거한 이론으로 세계적인 주목을 받은 케이스이다.

그는 아유르베다의 내용을 서양의학의 과학적 언어와 근거에 의해 재정립하여 제시하였다. 그가 만든 프로그램에 의해 만성퇴행성 질환 환자들을 치료한 결과, 서양의학 치료법보다 두드러진 개선 효과가 나타났다. 실제로 미국 내에서도 수천 명에 달하는 서양의학 의사들이 다양한 질병에 아유르베다의 프로그램이나 치료 방법을 골고루 활용하고 있다.

일본 구마모토 의과대학의 다케구마 요시미츠[2]교수도 현대 서양의학의 치료 방법으로는 질병 치료에 한계가 있음을 본인의

---

1) 1947년 인도 뉴델리 출신으로 하버드 대학교 대학원에서 이학박사를 받았다.

2) 일본 유기농업연구회와 새로운 의료제도를 창조하는 모임, 구마모토 건강을 지키는 부인회 등의 모임을 주관하고 국제농촌의학회 회장직을 맡고 있다.

직접 체험으로 깨달은 후, 자연요법을 활용한 치유법을 전파하게 되었다.

그의 치료에서는 절식과 생채식, 그리고 화학 농법이 아닌 자연 농법에 의한 식재료와 생태주의를 중시한다. 서양의학의 방법을 버리지 않지만, 식이요법과 생활 습관에 있어 자연요법을 활용하는 것이다.

이처럼 전 세계 의사들이 임상 사례에서 활용하며 응용하고 있는 자연치유의 방법들을 제대로 이해할 필요가 있겠다. 그중 가장 대표적인 것이 바로 식이요법과 해독이다.

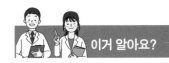

스트레스를 받았을 때
탄수화물 폭식이 독이 되는 이유

탄수화물의 한 종류인 단순당(simple sugar)은 더 이상 간단한 화합물로 분해되지 않는 포도당, 과당 등의 단당류와 설탕 등의 이당류를 통틀어 가리키는 말로, 당뇨와 대사증후군, 비만, 암을 유발하는 성분이다. 단순당에는 다음과 같은 종류가 있다.

단당류

- 포도당 : 시럽, 스포츠 음료, 사탕, 디저트 등에 함유

- 과당 : 과일에 함유

- 갈락코스 : 우유와 유제품에 함유

이당류

- 슈크로스(설탕), 말토오스(엿당), 락토오스(젖당) 등이 있다.

단순당 섭취를 많이 하면 독소가 된다?

단순당을 섭취하면 인슐린 호르몬 분비가 증가한다. 인슐린이 많이 분비되면 불포화지방산인 오메가-6가 아라키돈산을 거쳐 프로스타글란딘 계통의 호르몬으로 변환된다.

여기서 프로스타글란딘(prostaglandin)은 염증 반응을 조절하는 우리 몸의 생리활성 호르몬으로, 염증을 억제하는 PG1, PG3 계통, 염증을 유발하는 PG2 계통의 세 종류가 있다. 그런데 단순당을 섭취하면 인슐린 분비가 상승하면서 오메가-6가 아라키돈산을 거쳐 염증을 유발하는 PG2 계통의 호르몬으로 전환되어 염증 반응이 올라가는 것이다.

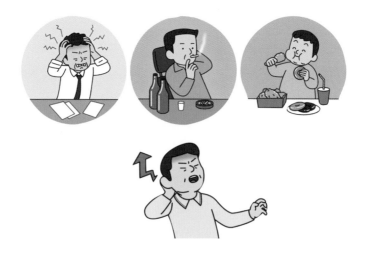

또한 스트레스를 받을 때 분비되어 항염증 작용을 하는 스테로이드 호르몬은 PG2를 막아주는 역할도 하는데, 만성적인 스트레스로 인해 스

테로이드 호르몬을 생성하는 부신의 기능이 저하되면 스테로이드 생성이 줄어들고, 그로 인해 PG2 생성을 억제하지 못하여 염증 반응이 더 많이 나타나게 된다.

단순당 뿐만 아니라, 빵, 과자, 흰 쌀밥, 떡류, 면류를 포함해 흰 밀가루로 만든 음식에 함유되어 있는 정제된 탄수화물도 조리 과정을 거치면서 단순당처럼 변환되어 마치 단순당을 섭취하는 것과 같은 효과를 낸다.
또한 이와 같이 단순당이 든 단 음식, 탄수화물이 든 가공 음식들은 섭취 즉시 혈당을 빠르게 올리는 작용, 즉 높은 혈당지수(GI)로 인해 인슐린 저항성이 생기게 하는데, 인슐린 저항성이 많이 생길수록 비만과 대사증후군이 발생한다.

다시 말해, 단순당 그리고 단순당처럼 변환되는 탄수화물 음식들을 많이, 자주 섭취할수록 염증은 많아지고 항염증 기능은 떨어져 결국 체내 독소가 많아지는 것이다. 스트레스 자체도 독소로 작용하는데, 스트레스를 해소하기 위해 폭식하는 단순당과 탄수화물 함유 음식들이 체내에 직접적인 독소로 축적된다고 할 수 있다.

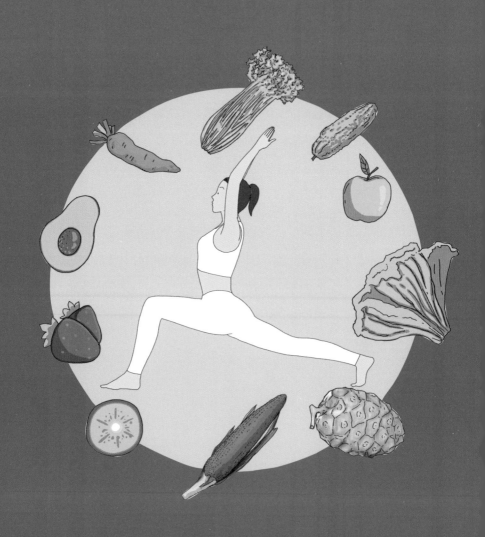

약과 병원에
의존하지 않는
디톡스 6단계

1단계 독소 배출 따라하기

● 몸 안의 독소와 묵은 노폐물을 깨끗하게 하기

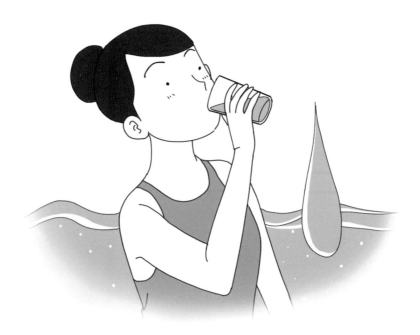

01 공기와 물을 깨끗하게 음용한다

먹고 마시는 모든 것이 안전하지 않다

생활 속에서 접하는 대부분의 독소는 다양한 화학 성분에서 온다. 하지만 그보다도 더 직접적인 독소 유입원은 바로 매 순간 들이마시는 공기, 그리고 무심코 마시는 물에도 있다.

공기와 물은 지구상에서 살아가는 생명체라면 생존을 위해 반드시 필요로 하는 것들이다. 식물이든 미생물이든, 포유동물이든, 물과 공기 속 산소는 생명을 유지시켜 주는 필수 성분이다.

그러나 현시대에 독소가 없고 오염되지 않은 물과 공기를 접한다는 것은 생각보다 훨씬 어렵다. 대기와 토양, 지하수와 바닷물이 완벽하게 청정한 곳에서 인간이 산다는 것은 거의 불가능해졌기 때문이다.

우리가 매 순간 마시고 있는 공기 속에는 미세먼지 속의 오염물질들이나 배기가스 속의 화학물질들이 다량 들어 있다. 또한 수돗물이나 지하수는 아무리 음용 가능한 것으로 정수를 했다 하더라도 미세한 독소들이 들어있다.

깨끗한 수돗물 속에 중금속이 들어있을 수 있다

우리나라의 경우 수돗물을 바로 식수로 쓸 수 있을 정도로 먹는 물의 질이 좋은 편이고, 요즘에는 발달된 기능의 정수기를 사용하는 비율도 늘고 있다.

그럼에도 불구하고 우리가 마시고 씻는 물이 어디에서 어떤 과정을 거쳐 우리 몸에 닿고 몸속에 들어오는지에 대해서는 제대로 알 필요가 있다.

여러 단계의 높은 수준의 정수를 거치는 수돗물이라 할지라도, 공동주택의 배관이나 물탱크가 노후되어 구리나 납이 침출되는 경우가 적지 않기 때문이다.

또 주변에 논밭이 있는 지역이라면 토양에 배어든 농약, 살충제, 제초제가 지하수에 장기간 흘러들었을 수 있다.

집에서 사용하는 물의 수질을 확인하고자 한다면 한국수자원공사 홈페이지(www.kwater.or.kr)에서 수돗물 상태를 확인할 수 있다.

집안 실내공기의 독소와 대기환경의 독소

공기 속의 독소는 외부 대기환경에도 있지만 실내에도 있다.

실내의 공기 속 독소는 대부분 휘발성 유기화합물로 인한 것으로서, 집에서 사용하는 세제, 방향제, 탈취제, 소독제, 화장품, 향수, 드라이클리닝한 의복, 페인트, 접착제, 가열 기구, 조리 시 발생하는 연기 등 주로 일상 용품에서 나온다. 완전히 청정한 지역에서 원시 시대로 퇴보하여 살지 않는 한, 현대인이라면 누구나 독소가 든 공기를 매 순간 마시고 있는 셈이다.

그런가 하면 집을 나서는 순간에도 실외 공기 속의 독소가 당신을 공격한다.

특히 한국의 경우 중국발 황사와 미세먼지, 그리고 국내 대도시에서 발생하는 대기오염물질들로부터 자유롭기가 어려운 실정이다.

그렇다고 해서 창문을 닫고 실내 환기를 하지 않는 것은 더욱더 위험하다. 밀폐된 실내공기 속의 독소로 인한 질환이 건강에 좀 더 치명적이기 때문이다.

따라서 집의 구조와 환경에 맞는 공기청정기를 사용하고 자주 환기를 시키는 것이 중요하다. 야외에서 활동하는 시간이 많은 사람의 경우 매일 미세먼지 농도를 확인하고 마스크를 착용해야 한다.

〈독소를 최소화한 공기와 물을 음용하기 위한 팁〉

1. 실내 환기를 매일 자주 한다.
2. 헤파필터가 장착된 공기청정기를 설치한다.
3. 에어컨 필터를 자주 교환하고 청소한다.
4. 집의 수돗물 상태와 질을 확인한다.
5. 정수 필터를 사용한다.

02 천연 제품을 이용한다

깨끗한 새집이 사실은 독소 덩어리

현대인이 독소가 가득한 환경에서 살게 된 주범 중에는 주택과 건물에도 원인이 있다. 우리가 먹고 자고 생활하거나 일을 하는 오늘날의 건물들은 그 자체로 화학 합성물질들로 이루어져 있기 때문이다.

흔히 잘 알려져 있는 '새집 증후군'도 건물 자체의 화학물질들로 인한 독소가 인체에 해를 끼치는 증상을 의미한다. 새집 증후군은 주로 새 건물의 화학물질로 인해 발생한다.

새집 증후군을 유발하는 대표적인 화학물질인 포름알데히드는 건물 자재에 사용하는 접착제나 페인트에 들어 있는 물질로, 건물을 새로 지은 직후뿐만 아니라 수년 동안 실내에 독소를 방출한다. 건물 내장재에 사용하는 염화비닐이나 벤젠 등의 성분도 대표적인 새집 증후군 원인 물질이다.

당신의 집이 곧 독소인 이유

새집 증후군으로 인한 증상에는 극심한 두통, 눈이 따갑거나 가려운 증상, 기침과 재채기가 나오거나 목이 따갑고 아픈 증상, 이유 없는 피로감, 두드러기 등이 있다. 알레르기질환 환자라면 천식과 비염, 아토피 피부염 등이 악화된다.

체질에 따라 증상이 심하지 않거나 스스로 자각을 잘 못 하는 경우라 할지라도, 건물을 이루는 자재에서 오랜 시간 배출되는 화학 물질은 체내에 독소로 축적된다. 그리고 그 독소는 제대로 배출되기 전에 우리 몸의 세포와 기관을 망가뜨리는 것이다.

가급적 생활용품을 천연 성분으로 바꿔라

그런가 하면 집안에서, 혹은 사무실에서 사용하는 다양한 생활용품들에서 배출되는 독소는 우리의 폐와 피부 점막을 통해 직접적인 영향을 끼친다.

빨래나 설거지할 때 사용하는 세제나 섬유유연제, 표백제와 살충제, 스프레이, 집안에 좋은 냄새를 풍기게 하려고 사용하는 방향제 탈취제, 몸에 직접 뿌리는 향수, 매일 피부에 직접 닿는 샴푸와 비누, 입욕제, 화장품, 머리 염색약 등은 수백에서 많게는 수천 가지의 화학물질을 포함하고 있다.

이러한 화학물질 중 상당수가 발암물질 혹은 발암유발물질로 밝혀져 있음에도 불구하고 매일 무심코 사용하거나 심지어 남용하고 있는 것이다.

화학물질 함유량이 미세에 인체에 거의 무해하다고 하여도, 이 물질들을 매일 매순간 접하며 입고 바르고 마시고 있기 때문에 위험성을 간과해서는 안 된다.

따라서 자주 사용하는 생활용품들을 되도록 천연 제품으로 교체할 필요가 있다. 독소로 인한 질환을 이미 앓고 있다면 더더욱 주변 환경부터 하나씩 바꾸어야 한다.

〈실내 독소 줄이는 팁〉

1. 건물의 자재 선택 시 가급적 화학 소재보다 천연 소재 혹은 자연 소재를 선택한다.

    예: 천연 페인트, 자연 소재의 마감재, 포름알데히드 처리를 하지 않은 합판, 포르말린을 사용하지 않은 목재 등.

2. 건축한 지 얼마 되지 않은(3년 이하) 건물로 이사할 경우, 입주 며칠 전 실내를 섭씨 30도 이상, 8시간가량 난방을 하여 실내 공기 속 휘발 물질을 제거한다.

3. 인공 합성방향제 등을 사용하지 않는다.

4. 휘발성 화학물질을 사용하지 않는다.

5. 실내 흡연을 하지 않는다.

6. 새 가구를 구입했을 경우, 통풍이 잘되는 외부에서 충분히 냄새를 뺀 후 실내에 들인다.

7. 생활용품을 가급적 천연 소재 제품으로 교체한다.

8. 공기 청정 식물을 실내에서 키운다.

9. 드라이클리닝 직후의 의복을 옷장에 두지 않는다.

10. 화학 세제나 세척제 대신 베이킹소다, 과산화수소, 빙초산 등으로 만든 천연 세척제를 사용한다.

03 화학 성분 용기 사용을 자제한다

배달 음식 발달의 어두운 그늘

배달 음식 문화가 급속도로 발달한 우리나라의 경우, 일회용 용기로 인한 환경오염이 매우 심각한 수준이다.

한 번 쓰고 버리는 일회용품이나 일회용 저장용기는 환경오염도 환경오염이지만 인체에도 맹독성 물질이다.

플라스틱이나 알루미늄 소재로 된 용기, 화학물질로 코팅한 그릇이나 비닐, 랩 등은 지금 당장은 눈에 띄지 않아도 근본적으로는 독성용품이다.

플라스틱 물질이 자연 상태에서 부패되지 않고 환경오염 물질로 작용하는 것은 그 자체가 독성 화학물질이기 때문이다. 따라서 독성 물질로 만든 용기에 담긴 음식물에는 용기에서 배출되는 미세한 화학 성분이 녹아들지 않을 수 없다. 열을 가한 음식물은 화학물질에 더 취약하다.

뜨거운 음식, 찬 음식도 플라스틱 용기에 담지 마라

플라스틱 재질의 음식 용기에는 프탈레이트라는 화학물질이 들어 있다. 프탈레이트는 플라스틱을 유연하게 만드는 가소제 성분이자 대표적인 환경호르몬 중 하나이다.

플라스틱 용기에 담긴 음식물을 통해 환경호르몬이 인체에 축적되면 강력한 독소로 작용해 내분비계 교란, 암 유발, 호르몬 기능 교란, 성장 방해, 생식기능 저하 등 질환을 일으킨다.

흔히 플라스틱 용기나 비닐에 뜨거운 음식물을 담으면 매우 위험하다고 알려져 있다. 뜨거운 국물을 담거나, 용기째 전자레인지에 데우는 것도 화학성 독소를 그대로 섭취하는 것이나 마찬가지이다.

그러나 뜨거운 음식물뿐만 아니라 찬 음식 혹은 냉장고에 보관하는 음식도 플라스틱 용기에 담으면 위험한 것은 마찬가지이다.

특히 음식물 속의 지방 성분, 기름 성분이 프탈레이트 성분에 쉽게 녹는 특성이 있으므로, 냉장실이나 냉동실에 음식을 보관할 때도 플라스틱 용기를 사용해서는 안 된다.

04 천연 유기농 제품을 먹는다

음식물 속 독소 제대로 알기

우리는 음식물을 통해서도 수많은 독소를 섭취하게 된다.

화학물질 범벅인 가공 음식도 독소 섭취의 원인이 되지만, 채소나 곡류, 과일, 육류 등 일반적인 식재료에 든 화학물질도 독소로 작용하는 것은 마찬가지이다.

우리가 먹는 채소와 곡식은 대부분 농약과 화학비료, 살충제를 사용해 재배한 것들이다.

심지어 '유기농'이라는 라벨이 붙은 제품이라 할지라도, 그 식품을 재배한 토양이 장기간 농약과 화학비료, 살충제에 노출된 토양이었을 수 있다. 실제로 유기농 제품에서 살충제 성분이 검출되는 경우도 있다.

유기농의 의미 제대로 알기

유기농이란?

- 합성 화학농약이나 화학비료를 3년 이상 사용하지 않은 토양에서
  재배한 식품.
- 화학농약이나 화학비료를 사용하지 않고 재배함.
- 농약을 사용하지 않았다는 뜻은 아님.
- 친환경 혹은 천연 방식으로 합성한 농약을 사용해 재배함.
- 퇴비 등 천연 비료를 사용해 재배함.

무농약이란?

- 농약을 사용하지 않고 재배한 식품.
- 화학비료를 사용할 수 있음.

친환경이란?

- 유기능과 무농약을 포괄하는 개념.
- 화학물질을 사용하지 않은 토양에서 환경친화적 농법으로
  재배한 식품.

위와 같은 개념 차이를 숙지한 후, 가급적이면 제대로 인증된 유기농 제품으로 식재료를 바꿀수록 독소의 공격을 줄일 수 있다.

유기농 식재료는 일반 식재료에 비해 독소 함유량이 적을 뿐만 아니라, 영양 성분 자체의 질도 더 우수하다.

그렇지 않을 경우, 채소나 과일 섭취 시 물로 표면 세척을 여러 번 하거나 한 번 끓여 화학물질과 독소를 제거한 상태에서 섭취하는 것이 좋다.

05 소화 능력을 증진시킨다

몸속 환경부터 바꿔라

공기와 물, 음식을 통해 체내로 유입되는 수많은 독소들을 줄이고 배출하는 것만큼 중요한 것은, 우리 몸속에서 독소가 제대로 배출될 수 있도록 체내 환경을 만드는 일이다.

그러기 위해서는 우리 몸의 기본적인 해독 및 면역, 독소 배출 기능을 정상화시켜야 한다.

독소는 마시는 공기와 물, 먹는 음식, 생활용품에서뿐만 아니라 체내의 대사 과정에서도 자연스럽게 생긴다. 대사와 순환 과정에서 발생하는 체내 독소는 우리 몸의 정상 시스템에 따라 외부로 배출되게 되어 있다.

이렇게 배출하는 과정 중에는 대소변과 같은 배설물을 통해 배출하는 방법이 있고, 호흡과 땀 등으로 배출하는 방법이 있다.

그런데 대사 과정에서 생기는 체내 독소를 잘 배출하기 위한 소화 기능과 배설 기능, 해독 기능이 제대로 작동하지 못하면, 이 독소가 몸속에 남아 축적된다. 이렇게 쌓인 독소는 각종 질병의 직·간접적 원인이 된다.

각종 장내 작용

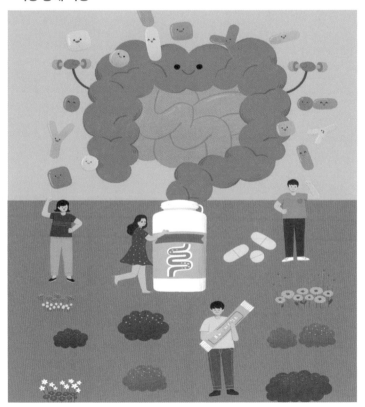

소화 기능은 해독의 첫 단추

따라서 독소를 줄이는 외부 환경 만들기도 중요하지만, 독소를 잘 배출해낼 수 있는 몸속 환경 만들기도 중요하다.

이를 위해 첫째는 소화 기능을 증진시켜야 한다. 섭취한 음식물을 위에서 제대로 소화시키지 못하거나, 소장과 대장에서 영양분을 흡수하고 찌꺼기는 내보내는 일을 제대로 하지 못하면 장내에 독소가 쌓인다.

둘째는 장내 환경의 균형을 이룰 수 있는 유산균 생균이나 효소를 섭취하여, 몸에 좋은 유익균이 장내 유해균을 파괴할 수 있도록 환경을 만들어주어야 한다.

소화 기능만 정상화되어도 체내 독소 배출은 원활히 이루어진다.

평소 위장 장애나 배변 문제를 가지고 있다면 반드시 효소 섭취나 해독을 통해 위장 환경과 기능을 바로잡아야 한다.

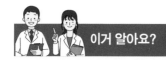

중금속 독소, 생각보다
체내에 많이 쌓이는 이유

체내에 한 번 쌓이면 잘 배출되지 않는 독소에는 중금속이 있다.

중금속이 체내에 장기간 쌓이면 중추신경계에 이상을 일으키고 백혈구와 적혈구를 변형시키며, 생식기 이상을 일으켜 유전병이나 기형의 원인이 될 수 있다. 또한 뇌신경에 악영향을 끼쳐 치매, 뇌 질환, 인지기능 저하 등을 일으킨다.

중금속 중에서 우리 일상생활에서 의외로 많이 접하게 되는 것이 바로 수은인데, 수은이 체내 유입되는 경로는 물건, 그리고 음식이 있다.

수은이 들어 있는 일상 생활용품

→ 수은전지, 형광등, 페인트, 살충제, 예방주사(백신)에 들어있는 방부제, 치아 보정물질(은, 아말감 등)

체온계나 온도계 등 수은이 들어 있는 식품

→ 고래, 상어, 참치, 다랑어, 옥돔 등 대형 생선, 어패류(홍합, 바지락, 꼬막 등)

수산물 섭취 시 중금속 위험 줄이는 방법

주로 대형 어류에 수은 등 중금속이 많이 함유되어 있는 이유는 해양 생태계 먹이사슬에서 상위 포식자로 올라갈수록 중금속이 누적되기 때문이다. 수은을 적게 함유한 생선으로는 고등어, 정어리, 연어, 청어, 대구, 갈치, 멸치, 송어 등이, 어패류로는 전복, 굴, 가리비 등이 있다.

중금속 위험을 줄이기 위해서는 다음과 같은 점을 알아두면 좋다.

- 익혀서 먹는다.

- 내장, 껍질 등은 제거하고 먹는다.

- 채소 등 섬유질을 많이 섭취한다.

- 임산부, 수유부, 성장기 어린이는 대형 어류 섭취를 주의하고, 수은
  함량이 낮은 해산물을 섭취한다.

2단계 순환 촉진

● 장기가 제 기능을 하도록 컨디션 끌어올리기

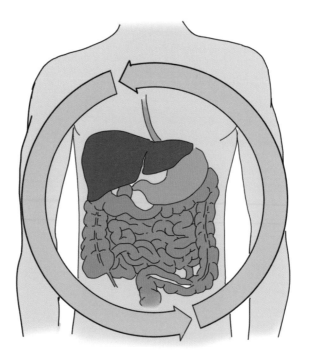

01 우리 몸의 디톡스 기능 되살리기
① 호흡기 순환 촉진

우리 몸은 디톡스 능력이 있다

인도 출신의 하버드 의대 의학박사 디팩 초프라(Deepak Chopra)
는 고대 인도의 전통의학인 아유르베다와 현대의학을 접목하여
'심신의학'이라는 통합의학 분야를 만든 것으로 유명하다. 그는 우
리 몸이 스스로를 치유하고 해독할 수 있는 능력을 가지고 있다고
하였다.

실제로 모든 생명체는 자가치유능력과 자정능력을 가지고 있다.
세포는 끊임없이 재생산되며, 면역 시스템과 해독 시스템은 우리
몸을 질병과 외부 독소로부터 보호해준다.

그러나 유해한 환경으로 인해, 혹은 자연을 거스르는 생활 습관
으로 인해 독소의 축적이 지속되고, 독소를 해독하고 배설하는 통

로가 막히거나 기능이 약해지면 우리 몸의 해독 시스템에도 문제가 생긴다.

집이나 자동차도 꾸준히 청소를 하고 세차를 하고 때때로 보수와 관리를 해줘야 오래 유지할 수 있는 것처럼 우리 몸도 마찬가지이다. 매일 꾸준히 관리하고 청소하고 유지 보수를 해주지 않으면 먼지가 쌓이듯이 독소가 쌓이고 질병으로 이어진다.

일차적인 방어와 생명 유지 기능

우리 몸에서 디톡스 기능을 담당하는 기관 중 첫 번째는 폐다. 폐를 통한 독소 배출이 중요하다. 즉 해독이 원활히 이루어지도록 하기 위해서는 폐를 포함한 호흡기의 건강 기능을 되살려야 한다.

폐는 호흡을 통해 산소를 받아들이고 이산화탄소를 몸 밖으로 내보내는 과정을 통해 독소를 배출한다.

우선 호흡기의 섬모는 우리가 숨을 쉴 때 미세한 먼지와 이물질을 일차적으로 걸러내며, 만약 이물질이 걸렸을 때는 점액을 만들어 기침이나 재채기를 통해 먼지와 이물질을 몸 밖으로 강하게 내보낸다.

폐를 통해 몸속으로 들어온 산소는 각 장기와 세포에 골고루 전달되어 영양과 에너지를 공급한다. 이 대사 과정에서 만들어진 찌꺼기는 이산화탄소로 다시 폐를 통해 체외로 배출된다. 따라서 폐는 생명 유지와 영양소의 공급, 에너지 순환, 이물질과 독소의 배출에 있어 일차적인 방패막이 역할을 한다고 할 수 있다.

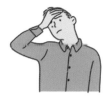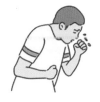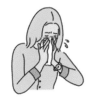

폐 건강은 디톡스의 베이스캠프

실제로 폐는 하루 평균 1만 리터의 공기를 들이마셔 산소를 공급하고 이산화탄소를 배출하게 해준다. 이 과정이 단 몇 분만 멈춰도 우리는 목숨을 잃게 될 것이다.

그런데 실내와 실외 및 주변 환경에 화학물질을 비롯한 독소가 가능한 공기를 들이마시며 생활하는 현대인은 산소와 함께 독소도 폐를 통해 흡입하게 된다. 호흡기관이 일차적인 방어막 역할을 해주지만 화학물질에 의한 공기 속 독소는 이 방어막을 뚫고 우리 몸으로 들어온다. 그리고 혈액을 따라 온몸을 돌아다니며 각 장기와 세포에 손상을 일으킨다.

유독가스가 배출되는 공장지대나 중금속 미세먼지가 많은 지역에 사는 사람들, 공장 근로자들이나 세탁업 종사자들처럼 직업상 화학물질을 가까이에서 호흡하며 생활하는 사람들의 경우 폐를 통해 매 순간 독소를 들이마시게 되므로 빠른 속도로 세포 손상이 진행된다.

그 결과 암이나 백혈병, 중추신경계 관련 질병에 걸린다.

따라서 좋은 공기를 마실 수 있는 환경을 만들어 폐 기능을 정상으로 되돌리는 일은 디톡스를 위한 가장 기본적인 바탕이라 할 수 있다. 아무리 효과적이라고 알려진 디톡스 요법을 시행한다 한들 호흡기 건강 없이는 소용이 없을 것이다.

02 우리 몸의 디톡스 기능 되살리기
② 장 순환 촉진

위장 건강 회복이 곧 디톡스

우리 몸에서 디톡스를 담당하는 또 하나의 중요한 축은 바로 위와 장이다.

그래서 자신의 몸에 독소가 얼마나 쌓였는지 여부를 판단할 수 있는 기준 중 하나가 바로 소화와 배설이 원활히 이루어지는 것이다.

대개 디톡스를 할 때 위장부터 비우는 것도 이 때문이다.

위가 음식물 속 영양소를 흡수할 수 있는 형태로 바꾸는 역할을 한다면, 소장은 영양분을 흡수하여 혈관과 림프관을 통해 온몸으로 보낸다. 그리고 대장은 우리 몸에서 흡수되고 남은 찌꺼기를 몸 밖으로 배출한다.

이 과정에서 문제가 되는 것이 음식물 속의 독소이다.

음식물 속의 독소는 소장에서 혈관과 림프관을 통해 온몸에 전달된다. 이때 간이 독소를 제거하고 해독하는 작용을 하는 것이 정상이지만, 간에서도 분해되지 못한 독소는 결국 전신의 세포와 조직에 퍼진다.

독소 재흡수를 중지시켜야 해독이 시작된다

따라서 위부터 소장, 대장의 기능이 제대로 작동하지 않으면 우리 몸에서 해독이 이루어지지 못한다.

그중에서도 대표적인 질환이 과민성대장증후군과 변비다. 현대인의 가장 흔한 질병 중 하나인 변비는 배설을 통해 이루어져야 할 독소 배출에 문제가 생겼음을 알려주는 징후다.

몸 밖으로 배출되어야 할 배설물이 대장 내에 정체되어 있을 경우 대장 벽을 통해 독소가 몸속으로 재흡수된다. 그 결과 이 독을 분해해야 하는 간은 몇 배로 과부하가 걸리고, 결국 체내에 독소가 쌓이기 시작한다.

그래서 모든 디톡스의 초기 과정에서는 대장을 비워 독소 재흡수가 더 이상 일어나지 않도록 환경을 만드는 일부터 시작한다. 대장을 비운 후에는 대장이 본래의 순환 기능을 할 수 있도록 돕는 채소와 섬유질 성분 섭취를 통해 배변 기능을 정상화시킨다.

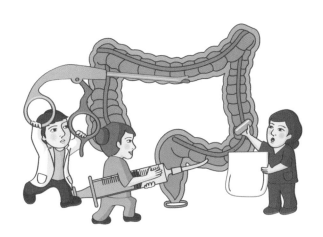

03 우리 몸의 디톡스 기능 되살리기
③ 간 순환 촉진

침묵의 장기, 간의 기능 살펴보기

간은 우리 몸의 디톡스 기능의 핵심이다.

생명을 유지하기 위해서는 산소를 공급해주는 호흡기관도 반드시 필요하지만, 혈액 속의 독소를 여과하고 담즙을 생산하며 대사 활동을 관장하는 간도 반드시 필요하다.

장에서 흡수한 영양분을 분해해 온몸으로 보내며 독소를 해독하고 정화하는 간은 웬만한 독소를 99퍼센트 정화할 수 있을 정도로 강력한 해독 작용을 한다.

간의 기능에 문제가 생기면 다양한 질병에 걸린다.

간은 생명 유지에 중추적인 역할을 하면서, 80퍼센트 이상이 망가지기 전에는 특별한 신호를 보내지 않기 때문에 '침묵의 장기'라고도 불린다.

간 기능이 회복되어야 디톡스가 유지된다

간의 디톡스는 여러 단계로 이루어진다.

첫 단계에서는 화학작용을 통해 독소를 변환시킨다.

두 번째 단계에서는 변환한 물질을 분해해 정화시킨다. 정화되고 남은 찌꺼기는 소변이나 담즙으로 배출된다.

마지막 세 번째 단계에서는 체내 단백질 물질인 아미노산을 통해 남은 독소를 중화시킨다.

만약 이 단계들 중 어느 하나라도 제 기능을 못하거나 과부하가 걸리면 세포와 장기에 점차 독소가 쌓이게 된다.

간은 대부분의 독소를 걸러내고 중화시키지만, 간이 감당하기 어려운 독소들이 지나치게 많아질 때 문제가 생긴다. 그중 대표적인 것이 중금속과 화학물질, 그리고 술이다.

간의 과부하를 막아야 하는 이유

이러한 독소가 유입되면 간은 디톡스와 중화를 위해 더 많은 일을 하다 서서히 지치기 시작한다. 간이 지치면 세포를 손상시키는 활성산소가 더 많이 발생하므로 이차적인 독소가 생성되는 악순환이 반복된다.

따라서 간이 과부하에 걸리지 않고 본연의 순환 기능을 할 수 있도록 정상화시키는 것은 해독의 처음부터 끝까지 가장 핵심적인 과정이라 할 수 있다.

간 기능 정상화를 돕는 영양분에는 비타민, 셀레늄, 미네랄, 오메가-3 지방산 등이 있다. 이는 공통적으로 항산화 작용을 하는 영양소들이기도 하다. 간 기능 회복을 위해 항산화 식품, 특히 신선한 녹황색 채소와 과일을 많이 섭취해야 하는 이유다.

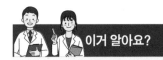

세포가 독소로부터 안전해야 하는 이유

독소로 인한 문제는 세포부터 생긴다

모든 생명체를 이루는 가장 작은 단위는 세포이며, 세포 속에는 미토콘드리아가 있다. 미토콘드리아는 마치 자동차 엔진과 같이 생명이 활동할 수 있도록 에너지를 만드는 역할을 한다.

미토콘드리아가 제대로 활동하기 위해서는 음식물을 통해 섭취하는 포도당, 아미노산, 지방산이 있어야 한다. 그런데 어떤 이유로 세포 속 미토콘드리아 기능에 문제가 생기거나 숫자가 줄어들면 마치 자동차 엔진에 문제가 생겼을 때처럼 몸 전체의 기능, 특히 신진대사에 문제가 생긴다. 생명 유지에 필요한 충분한 에너지를 생성해내지 못하게 되는 것이다.

디톡스는 세포부터 청소하기 위한 것

이처럼 미토콘드리아의 기능을 떨어뜨리는 원인에는 체내에서 생성되지 못해 반드시 음식 섭취를 통해 보충해줘야 하는 비타민과 미네랄의 부족,

어떤 원인으로 인해 미토콘드리아에서 활성산소가 비정상적으로 많이 발생하는 것, 만성 스트레스 등이 있다.

비정상적으로 많이 발생한 활성산소는 미토콘드리아를 다시 공격하여 기능을 떨어뜨리는 악순환이 반복된다.

세포 속 미토콘드리아의 숫자가 줄고 기능이 떨어지면 활성산소의 악순환으로 인해 세포 기능 저하, 비만, 인슐린 분비 이상, 장 기능 저하, 염증 등의 현상이 일어난다. 그리고 이 현상들이 지속될 때 인체 각 부위별 질병으로 나타난다.

따라서 체내 독소 배출은 세포 단위부터 그 기능을 되살리기 위함이라 할 수 있다. 세포가 건강해야 질병으로부터 치유될 수 있다.

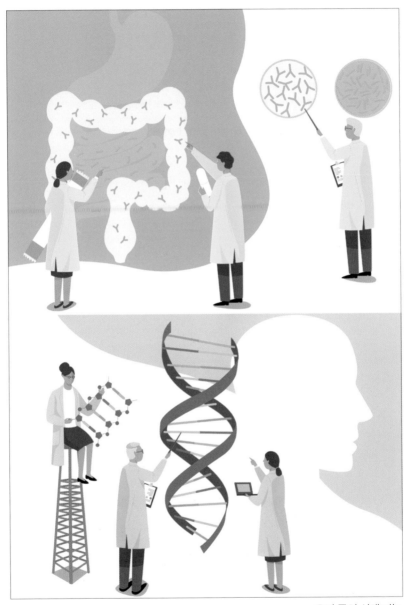

우리 몸의 신체 기능

3단계 건강한 마음가짐과 건전한 정신력

● 운동과 숙면으로 스트레스 낮추기

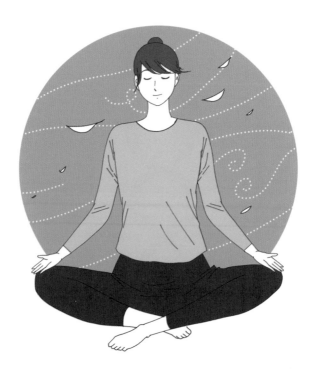

01 호흡과 운동으로 전신 순환과 림프 자극하기

숨만 잘 쉬어도 건강하다

맑은 공기를 마시고 내쉬는 호흡을 제대로 하는 것만으로도 전신 순환과 해독이 촉진된다. 숨을 깊게 들이쉬고 내쉬는 심호흡을 운동 전후나 명상 전후에 하는 이유는 심호흡을 하는 순간 림프의 흐름에 직접적인 영향을 주기 때문이다.

모세혈관을 통해 뿜어져 나오는 림프액은 우리 몸의 모든 기관에 면역세포를 제공하고 영양분을 공급하며 독소를 수거하는 역할을 하는데, 몸을 많이 움직이고 숨을 깊이 들이쉬고 내쉬는 활동을 할수록 이 림프의 흐름이 원활해진다.

림프계는 그 자체로 곧 면역계이기도 하다. 따라서 충분한 호흡과 운동은 면역력을 증진시키는 직접적인 효과를 가져온다.

깊은 호흡이 바로 해독이다

매 순간 숨을 쉬고 있는데 심호흡을 왜 해야 하는지 물을 수도 있다. 그러나 의도적으로 폐부 깊숙이 숨을 들이쉬었다가 내쉬는 호흡을 했을 때 실제로 림프액의 흐름을 촉진시키기 때문에, 일반적인 호흡과 다른 심호흡의 건강 증진 효과를 입증할 수 있다.

공기가 청정한 장소, 이를테면 청정지역의 숲속과 같이 산소와 음이온이 많은 곳에서 심호흡을 하는 것은 그 자체가 적극적인 디톡스 활동이다.

꼭 숲에 가지 못하더라도 평소 아침저녁으로 시간을 내어 명상을 하며 심호흡을 하는 습관을 갖는 것은 심신을 이완시켜 자율신경계의 정상화를 도모하고 면역력을 증진시켜준다.

또한 몸을 많이 움직이는 것은 디톡스를 원활하게 해준다. 몸을 많이 움직일수록 혈액순환이 활발해지고 호흡량이 늘어 체내 노폐물을 배출하게 해주며, 우리 몸이 자연스럽게 디톡스를 해줄 수 있도록 도와준다.

활동을 많이 해 땀을 흘린다면 이는 가장 바람직한 독소 배출이다. 땀은 피부를 통해 독소를 내보내는 가장 기본적인 시스템이기 때문이다.

평소 규칙적인 운동을 하지 않는 사람, 앉아 있는 시간이 긴 사람, 가볍게 숨을 헐떡이며 땀이 맺힐 정도의 운동을 하지 않는 현대인이라면 지금 당장 심호흡과 활동량 늘이기를 실천해야 한다.
디톡스는 가만히 있는 상태에서 이루어지지 않는다.

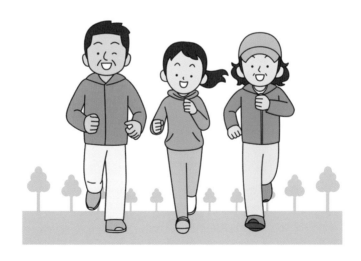

02 걷기를 통해 독소 배출하기

거창한 운동 대신 한 정거장 더 걷기

체내 독소를 배출하고 혈액 순환과 림프 순환을 촉진하기 위해서는 가장 첫 번째로 운동을 해야 한다.

운동 중에서도 누구나 가장 부담 없이 시작할 수 있는 것은 바로 걷기 운동일 것이다.

걷기는 디톡스를 시작하는 데 있어 가장 첫 번째로 권하는 운동 혹은 생활 습관이다. 긴 시간을 들이지 않더라도 실천할 수 있으며, 자동차나 대중교통을 이용하는 대신 한두 정거장 거리를 걷는 것만으로도 큰 도움이 된다.

걷기를 하면 전신의 림프절이 자극되어 순환을 촉진하고 체열을

올려주어 몸속의 독소가 잘 배출될 수 있는 신체 환경이 조성된다. 약간 빠른 걸음으로 일정 시간 이상 걸으며 땀이 나는 것은 땀을 통해 독소가 배출되고 있다는 신호이다.

자주 걷는 것은 디톡스가 잘 되는 몸을 만들어준다

걷기 운동을 할 때는 처음부터 무리하게 긴 시간 걷거나 너무 빨리 걸으려 욕심을 내는 것은 금물이다. 그보다는 자신의 평소 운동량과 몸 상태를 고려하여 평소보다 심장박동이 약간 빨라지고 호흡이 조금 가빠지는 정도로 하는 것이 좋다.

걷기 운동은 심장과 폐의 기능을 향상시키고 면역기능을 증진시켜 궁극적으로 디톡스가 잘될 수 있는 몸 상태를 만들어준다.

단, 관절에 질환이 있거나 심장질환, 천식 등 기저질환이 있는 사람이라면 주의해야 한다. 또 너무 느리게 산책하듯이 걷는 것은 운동 효과가 크지 않으므로 자신에게 맞는 걷기의 속도와 시간을 조절해야 한다.

걷기 운동을 통한 디톡스 및 면역 효과

1. 심혈관계 및 순환계 기능 증진

규칙적으로 걷기를 하면 폐활량이 늘고 심폐 기능이 증진되며 혈액순환이 활발해진다. 이로 인해 독소 배출이 원활해져 부기가 빠지고 피로감이 줄어든다.

2. 불면증 개선

저녁 식사 후의 무리하지 않는 걷기 운동은 멜라토닌 호르몬 분비를 촉진시킨다. 멜라토닌은 수면을 관장하는 호르몬이므로 불면증 완화와 예방에 좋다. 단, 자기 전의 격렬한 운동은 오히려 교감신경을 활성화시켜 수면에 방해가 될 수 있다.

3. 뇌혈관 독소 배출 및 순환

적절한 걷기 운동은 혈액순환을 촉진하는데 이때 뇌혈관 순환도 원활해지므로 뇌에 산소가 충분히 공급되어 뇌 기능이 좋아진다. 또한 세로토닌 호르몬 분비를 촉진하여 활력을 증진시키고 우울감을 감소시킨다.

4. 인슐린 생성과 혈당 조절 효과

걷는 것만으로 체중이 감량되기는 어려우나, 음식 섭취 후 10분이라도 걷는 것은 포도당을 조절하여 인슐린 생성을 자극하며 혈당 수치는 낮춰주는 작용을 한다. 이는 당뇨병 예방이나 완화에 도움된다.

단, 걷기를 통해 이러한 효과를 얻을 수 있으려면 걷기의 빠르기와 시간 등 강도가 중간 이상이어야 한다.

이때 관절이 약하거나 관절염을 앓고 있는 환자들은 무리하지 않도록 주의해야 한다.

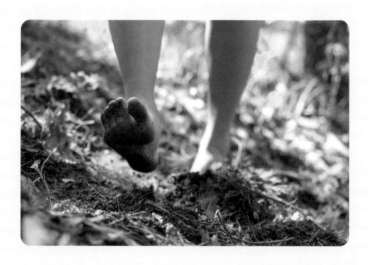

03 여러 유형의 운동으로
회복력 증진하기

몸을 많이 움직일수록 좋다

 자주 걷고 움직이는 것을 기본 습관으로 하되, 평소 다양한 형태의 운동 중 자신에게 맞는 운동을 선택해 습관을 들이는 것이 중요하다.

 몸을 많이 움직이는 것이야말로 디톡스를 위한 첫걸음임을 잊어서는 안 된다.

 빠르고 힘차게 20분 이상 걷기, 조깅하기, 등산하기, 수영하기, 자전거 타기, 요가, 러닝머신, 기구를 사용한 헬스, 스트레칭 등 어떤 운동을 선택하느냐에 따라 유산소와 근력에 도움되는 정도의 차이가 있을 뿐, 육체 활동을 하는 것은 심신의 활력을 돋우고 독소를 배출해주는 데 결정적인 역할을 한다.

우리 몸이 적절한 활동을 하면 면역계의 한 부분인 림프계가 활성화되어 체내 면역 및 독소 배출 시스템이 정상화된다. 순환이 원활해짐에 따라 체내에 쌓인 독소가 간으로 보내지고, 간은 독소를 분해하여 대장으로 보내 몸 밖으로 내보낼 수 있도록 한다.

운동은 세포 면역 기능을 활성화시킨다

또한 신체 움직임이 활발할수록 세포 내 미토콘드리아의 크기와 숫자가 증가하고 백혈구가 활성화되어 전반적인 세포 활동이 활발해진다.

세포가 활발히 제 기능을 한다는 것은 혈액을 통해 영양소는 충분히 공급받고 독소와 찌꺼기는 제때 배출을 한다는 뜻과도 같다. 이것이 곧 면역 기능이 정상적으로 작동하는 모습이다.

면역계가 정상적으로 기능할수록 독소 배출도 원활해져 질병으로부터 강해지고 회복력도 커진다. 최근 연구에 의하면 운동으로 인한 세포 기능 활성화는 노화 방지, 즉 노화 속도를 줄이는 역할도 하는 것으로 알려졌다.

단, 운동의 종류와 강도를 선택할 때는 반드시 자신에게 맞는 것을 선택해야 한다. 아무리 최신 유행으로 너도나도 하는 운동이라 할지라도 자신의 건강 상태와 맞지 않으면 면역과 해독에 오히려 독이 된다.

 이거 알아요?

디톡스를 위해 운동할 때 유의점

1. 고강도 운동보다 중간 정도의 강도로 운동한다.

갑자기 근육을 너무 많이 쓰는 운동, 격한 운동, 한계를 시험하듯이 장시간 하는 운동은 오히려 스트레스 호르몬과 체내 유해산소 양을 증가시켜 독소를 보태는 꼴이 된다.

2. 운동 시간은 천천히 점진적으로 늘린다.

평생 운동을 하지 않던 사람이 갑자기 2시간 동안 조깅을 한다면 아무리 몸에 좋은 운동이라도 금방 지칠 것이다. 또한 근육과 심장, 폐, 관절에 무리를 줄 것이다.

따라서 걷기면 걷기, 등산이면 등산을 처음에는 낮은 난이도로, 길지 않은 시간 동안 하고 휴식을 취하는 것이 좋다. 평소보다 조금 숨이 가쁘고 땀이 맞힐 정도에서 멈추고, 시간과 강도를 점진적으로 늘려나가는 것이 좋다.

3. 힘든 운동보다 재미있는 운동을 선택한다.

운동은 과업이 아니라 습관이 될 수 있어야 한다. 그러기 위해서는 도전을 요하거나 한계를 시험하는 힘든 운동이 아니라, 해보았을 때 활력이 솟고 재미가 느껴지는 운동을 해야 한다. 어떤 이에게는 재미있는 운동이 다른 이에게는 지루하거나 스트레스를 줄 수도 있으므로 자신에게 맞는 운동을 찾는 것이 필요하다.

4. 장시간 하기보다 짧은 시간 자주 한다.

장시간 헐떡이며 땀을 흘려야 운동이 되는 것은 아니다. 하루 중 틈틈이 자주 움직이는 것은 작정하고 한두 시간 지속하는 운동 못지않게 효과가 있다. 식사 후 10분 걷는 것, 출퇴근 시 한 정거장 정도 먼저 내려 걷는 것처럼 운동은 생활의 일부처럼 되어야 한다.

5. 근력운동을 빠뜨리지 않는다.

운동을 할 때 유산소와 근력이 적절히 안배가 되는 것이 좋다. 도구나 기구를 사용한 근력운동, 고무밴드를 사용한 근력운동, 스쿼트 등 자신의 몸에 맞는 것을 선택하되, 자신의 근육 강도에 맞지 않는 무리한 운동을 할 경우 부상 위험이 있으므로 주의한다.

04 스트레스 관리하기

스트레스가 많을수록 질병의 온상이 된다

디톡스를 하기 위해 육체의 운동만큼 중요한 것이 정신의 운동, 즉 마음의 스트레스 관리이다.

스트레스는 우리 몸에 독소를 축적되게 하는 가장 강력하고 직접적인 요인이다.

불안과 짜증, 초조함, 분노 등의 감정을 유발하는 스트레스 요인들은 코르티솔 등 소위 스트레스 호르몬들을 분비시킨다. 현대인은 과로와 수면 부족 등 육체적 스트레스도 보태지는 경우가 많다.

우리 몸에서 과도하게 지속적으로 분비되는 스트레스 호르몬들은 임계치를 넘어서면 체내에서 독소로 작용한다.

이는 면역 및 대사 시스템을 교란시키고, 세포를 손상시키며, 각 장기들이 정상적인 기능을 하지 못하도록 만든다.

스트레스는 가장 강력한 독소로 작용

따라서 평소 적절한 운동과 심호흡, 명상, 의도적인 휴식을 통해 스트레스 호르몬의 과다 분비를 줄이고 우리 몸을 세포 단위부터 회복시켜야 한다.

독으로 작용하는 부정적인 감정을 건강하게 표현하여 쌓이지 않도록 해야 한다. 또한 과거나 미래에 대한 불안이 아닌 현재 순간들에서 평화와 행복한 느낌을 느낄 수 있도록 자신만의 통로를 찾는 것이 필요하다.

스트레스를 관리하고 해소하는 방법은 사람마다 다르다.

단, 게임이나 자극적인 영상 시청과 같이 일시적으로 도파민에 중독되는 것, 알코올이나 담배처럼 물질 중독을 통해 스트레스를 회피하는 것은 스트레스 관리가 아니라 오히려 독소를 축적시킬 뿐이니 유의해야 한다.

05 숙면을 통해 회복 가속화하기

잠이 보약이라고 하는 이유

수면은 건강에도 필수요소이지만 디톡스를 돕는 기본 바탕이기도 하다.

아무리 좋은 영양소를 섭취하고, 장을 비워 독소를 배출하고, 해독에 도움 되는 식품을 섭취하며 운동을 하더라도, 숙면을 취하지 못하는 생활이 이어지면 디톡스 프로그램도 무용지물이 된다.

충분한 수면은 호르몬 분비를 정상화시켜 세포의 재생과 회복을 돕는다. 그러나 많은 현대인이 인체에 꼭 필요한 하루 7~8시간의 수면시간을 채우지 못한다. 우리나라의 경우 10대 때부터 학업을 이유로 수면 부족을 겪게 되고, 직장인도 생활환경이나 업무를 이유로 숙면을 취하지 못한다.

수면 시간 자체가 부족한 것도 문제이지만 잠자리에 들었을 때 쉽게 잠들지 못하거나 중간에 자주 깨는 등 다양한 수면장애를 가지고 있는 경우가 많아 더욱 문제다. 잠들기 전에 휴대폰 등 전자기기에 노출되는 것이 수면을 방해함에도 불구하고 잘못된 습관을 가지고 있는 사람들이 적지 않다.

잠이 부족한 채로 디톡스는 불가능하다

질 좋은 숙면은 신체 면역 시스템과 디톡스 시스템 정상화에 가장 직접적으로 영향을 끼친다. 호르몬 주기를 정상화시키고 손상된 세포가 회복 및 재생될 수 있도록 돕는다.

정상적인 호르몬 분비로 인해 잠잘 시간에 멜라토닌 분비가 양호해지면 밤에 잠을 잘 잘 수 있게 되며, 이는 성호르몬, 성장호르몬도 정상적으로 분비되도록 하여 건강의 선순환을 만든다.

평균 8시간의 숙면을 취하지 못할 경우 이 모든 신진대사와 디톡스 시스템이 망가지기 시작한다.

만약 만성적인 질환을 앓고 있거나 만성피로, 두통을 달고 사는 등 체내 독소가 많은 경우, 당장 디톡스 프로그램을 시작하지 않으면 더 심각한 질병으로 진행될 것이다.

그러나 이 경우 가장 먼저 밑바탕이 되어야 할 것은 음식이나 운동 이전에 잘 자는 것, 즉 매일 8시간의 숙면이 부족해지지 않도록 생활을 완전히 바꾸는 일이다.

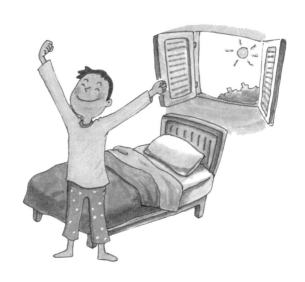

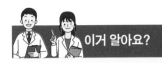
어떤 운동이든 괜찮은 이유

1만 보 걷기 정말 효과 있을까?

디톡스와 운동은 뗄 수 없는 관계이다. 즉 디톡스를 원하면서 운동을 전혀 하지 않는다면 그 효과가 훨씬 줄어든다고 할 수 있다. 그렇다면 어떤 운동을 하면 좋은가?

최근 해외의 연구에 의하면 걷기를 포함한 모든 종류의 운동이 효과적이라는 결과가 나왔다. 특히 걷기와 운동 효과와 다른 운동의 효과가 비슷하므로, 꼭 한 가지의 운동에 매달리지 않아도 된다는 것이다.

종류와 상관없이 많이 움직일수록 건강해진다

미국 보스턴 브리검 여성병원의 연구진은 4년간 약 1만5,000명의 62세 이상 여성을 대상으로 운동 효과에 대한 연구 결과를 발표했다.

연구 결과에 따르면, 매일 8,000보 이상 걸은 사람들은 그 절반 미만인 매일 3,000보 정도 걸었던 사람들에 비해 심장병에 걸릴 위험이 40퍼센트 적었다. 즉 걷기의 운동 효과가 있었다.

그런데 걷기 대신 하루 75분간 다른 종류의 운동을 한 사람들에게서도 같은 효과가 나타났다. 즉 하루에 몇 보를 걸었느냐보다는 그 시간 동안 운동을 했느냐가 중요하다는 것이다.

어떤 운동이든 약간 숨이 차고 땀이 밸 정도로 하라

연구진에 의하면 "사람마다 운동 방법이 다를 수 있다. 누군가는 자전거 타기, 수영이 될 수도 있는데 걷기뿐만 아니라 모든 형태의 움직임이 건강에 도움이 된다. 개인이 선호하는 운동을 유연하게 선택하면 된다"고 하였다.

최근 우리나라에도 1만 보 걷기, 맨발 걷기 등 걷기 운동 열풍이 불고 있다. 그런데 1만 보라는 숫자에 집착하기보다는 그 시간만큼 움직이고 활동하는 것이 중요하다. 또 같은 걸음 수를 걷더라도 천천히 산책하듯 걷는 것은 운동 효과가 떨어지므로, 적당히 숨이 차고 땀이 맺힐 정도의 속도로 걷거나 움직여야 한다.

(출처: 서울경제, 2024.5.22. '하루 1만 보 걷기' 지겨우시죠?… "이렇게 운동해도 같은 효과" 반전)

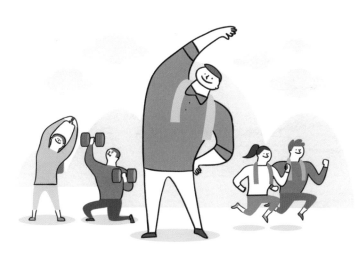

3장 약과 병원에 의존하지 않는 디톡스 6단계

4단계 영양 공급하기

● 천연 식물성 영양소 섭취로 디톡스 촉진하기

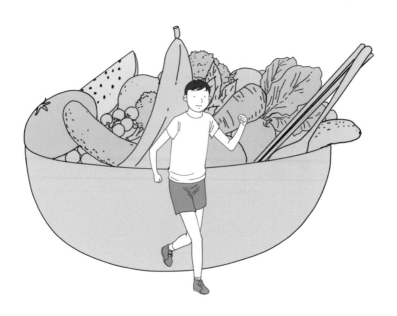

01 자연에 가까운 식사를 하면 의사가 필요 없다

당신이 먹는 음식의 정체를 알아야 한다

가공식품의 위험성과 천연식품의 유익함에 대해 이제 모르는 사람은 없을 것이다.

예전에는 질병을 치료하기 위해서는 병원에서 처방해주는 약을 잘 먹고 영양소를 골고루 챙겨 먹으면 될 거라고만 생각했다.

그러나 요즘에는 '무엇을 먹느냐' 보다 '어디에서 유래된 식품을 먹느냐' 가 더 중요해졌다.

이제는 생존과 건강에 필요한 5대 영양소뿐만 아니라, 식품 속 성분에 대한 정확한 정보와 의학적인 유용함에 대한 인식이 중요해졌다.

즉 단백질, 탄수화물, 비타민 같은 기본적인 영양소를 아는 것을 넘어, 어떤 식재료의 어떤 성분이 우리 몸에 어떤 원리로 유익함을 제공하는지, 반면 평소 편리하게 먹는 음식 속의 어떤 성분이 위험한 독소로 작용하는지 등 더 정확한 정보를 알아야 하는 것이다.

'건강한 먹방' 이 필요한 시대가 왔다

우리나라의 경우 배달 음식 문화가 발달하고 가공식품 시장이 급속히 성장하면서, 맛있는 음식을 먹는 것에 대한 관심이 커졌다. SNS와 영상매체, 방송을 통해 맛있는 음식을 먹는 장면, 화제가 되는 음식점을 찾아가는 장면들이 인기를 끈다.

그러나 이제는 '어떤 음식이 맛있나' 를 넘어 '어떤 음식이 우리 몸에 어떤 작용을 하는가' 를 제대로 알아야 하는 시대가 왔다.
왜냐하면 배달 음식과 인스턴트 음식, 가공 음식, 더욱 기발하고 자극적인 맛을 내는 음식을 많이 먹을수록 그 음식 속의 대부분의 성분이 독으로 작용할 수 있기 때문이다.

맛있는 음식에 대한 관심 만큼이나 화제가 되는 것이 바로 다이어트와 건강에 대한 문제다.

젊은 연령층의 암 발병률 증가와 비만, 성인병, 아토피 등 난치성 질환의 증가 현상을 살펴볼 때 '어떤 음식을 먹어야 할 것인가' 가 더욱 이슈가 되고 있다.

이 모든 현상이 우리 몸속 독소의 증가를 의미한다.

인간은 자연에 가까운 생활을 하고 자연식에 가까운 식사를 할수록 건강해진다. 그러나 현대인의 생활은 갈수록 자연에서 멀어지고 식사도 자연식과 거리가 멀어지고만 있다.

그렇다고 해서 원시의 삶으로 돌아가는 것도 현실적으로 불가능하다. 따라서 자연식 및 천연 식재료에 대한 정확한 지식을 제대로 알고 음식을 먹을 필요가 있다.

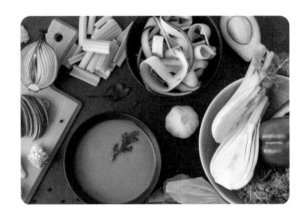

02 식물성 영양소를
섭취해야 하는 이유

식물성 영양소는 천연 해독제

모든 동물에게는 천적으로부터 자신을 보호하기 위한 방법이 있다. 포식자가 다가오면 도망가거나, 맞서 싸운다. 동물은 이빨이나 발톱 같은 무기를 사용하기도 하고, 인간은 도구를 사용해 적을 방어하고 자신을 보호하는 방법을 발달시켰다.

반면 식물은 동물처럼 움직이거나 도구를 사용할 수 없기 때문에, 다른 방법으로 자신을 보호하고 종자를 퍼트리기 위한 시스템을 발달시켰다. 독을 가진 식물이 그 예이다.

독 외에도 식물에는 자신을 보호하기 위한 화학물질이 있는데 이것이 바로 식물성 영양소이다.

이런 물질을 통해 식물은 미생물이나 해충, 자외선으로부터 자신을 보호할 수 있게 되었는데, 이 물질을 동물이나 사람이 섭취했을 때도 동일한 작용을 한다. 유해 물질을 억제하고 생명 유지를 도와주는 것이다.

치유와 해독의 열쇠

식물성 영양소에 대한 관심과 연구는 20세기 후반부터 해외에서 활발하게 이루어졌다. 그 결과 암이나 난치성 질환의 경우, 평소 채소와 과일을 많이 섭취하면 발병율과 사망률이 낮아진다는 것이 발견되었다.

현대의학이 발달하면서 인간의 생존율과 평균 수명이 늘어난 이유는 항생제가 발명되었기 때문이고, 산업화 이전 시대와 같은 굶주림은 줄어들었기 때문이다. 위생에 대한 개념이 생긴 것도 인류사에서는 최근의 일이다. 눈에 보이지 않는 박테리아, 세균, 바이러스에 대한 인식이 생긴 것이다.

그러나 산업화로 인해 음식물의 대량 생산과 가공 음식이 발전한 만큼, 인류는 수명 자체는 늘어난 대신 각종 암, 성인병, 비만, 알레르기에 시달리며 삶의 대부분을 보내게 되었다.

음식의 성분이 건강에 어떤 영향을 끼치는지에 대한 연구가 활발해진 이유다.

화학물질이 첨가된 가공 음식, 지방이 많아지도록 사육한 가축에서 얻은 고기, 정제된 탄수화물 등은 질병과 직접적인 연관이 있다.
반면 식물 속의 천연 영양소와 천연 화학물질은 독소를 제거하고 회복력과 치유력을 되살려주는 것과 직접적인 연관이 있다.

03 식물의 항산화 작용과 장 건강의 관계

독소 여부는 장의 건강으로 알 수 있다

우리 몸에 독소가 많이 쌓여 있는지 여부를 판별할 수 있는 대표적인 지표 중 하나가 바로 장의 건강이다.

평소 변비가 심하거나, 과민성대장증후군으로 배변이 불안정하거나, 무른 변을 보거나, 변을 보는 간격이 너무 불규칙하다면 장이 건강하지 않다는 의미이다.

장이 건강하지 않다는 것은 장내 유익균과 유해균의 균형이 깨졌다는 뜻이기도 하다.

장내 유익균이 일정 비율로 존재해야 장이 정상적인 해독과 배설 기능을 한다. 그래야 대장의 내벽 세포를 통해 영양분 흡수와 찌꺼기 배출이 정상적으로 이루어진다.

유해균이 비정상적으로 많아졌을 경우 장에서 몸 밖으로 배출되어야 할 독소가 장의 손상된 내벽 세포를 통해 체내로 다시 흡수되므로 몸 안에 독이 쌓이기 시작한다. 그때부터 만성피로, 장무력증, 만성 염증, 알레르기 등 온갖 독소로 인한 질환이 발병하는 것이다.

건강한 장 환경을 위한 채소, 과일 섭취가 중요

따라서 장 건강을 유지하는 것이 체내에 독소가 쌓이는 것을 예방하는 관건이라 할 수 있다. 그러기 위해서는 장내 유익균의 비율이 정상적으로 유지되어야 하며, 유산균을 섭취해 디톡스 역할을 할 수 있도록 도와야 한다.

장내 유익균이 살아 있도록 하려면 바로 천연 식물, 즉 항산화 작용을 하는 식물성 화학물질이 들어있는 채소와 과일을 충분히 섭취해야 한다.

채소와 과일에 든 섬유질은 장 운동을 원활하게 해주어 장 근육이 약해지지 않도록 한다. 장내 유익균이 잘 자라도록 해주는 역할을 한다.

또한 식물 속의 파이토케미컬 성분은 강력한 항산화, 항염 작용을 하므로 장 점막의 세포 재생을 돕고 세포 손상을 방지한다. 이를 통해 장에서의 독소 재흡수를 막고 독소의 체외 배출이 정상적으로 이루어질 수 있는 환경을 만들어준다.

육류와 가공식품 위주의 서양식 식습관을 가진 사람들일수록 암과 염증성 질환이 압도적으로 많이 발병한다. 우리나라의 식문화에서는 본래 채소를 많이 섭취하였으나, 서구식 식습관으로 변화하면서 서구권처럼 암과 비만, 성인병, 고혈압의 발병률이 높아졌다.

지금이라도 채소, 과일의 풍부한 섭취를 통해 체내 독소 배출이 원활히 이루어지는 몸을 만들어야 할 것이다.

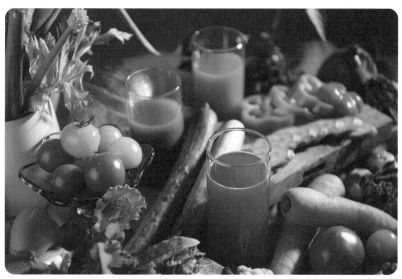

독소 배출에 유익한 채소와 주스

04 탄수화물이 없는 천연 식물로 섭취하기

당도 높은 과일은 득보다 실이 많다

흔히 다이어트를 할 때 많이 활용하는 원푸드 다이어트를 디톡스에도 비슷하게 활용하는 경우가 있다. 즉 한 가지 과일만 먹거나 한 종류의 과일을 착즙한 주스만 섭취하는 것이다.

이는 독소 배출에는 도움이 될 수 있다. 그러나 저혈당이나 인슐린 문제 등 부수적인 문제를 일으킬 수 있으므로 체질에 따라 주의해야 한다.

디톡스를 할 때는 대개 다양한 종류의 과일과 채소를 활용하는 경우가 많다.

과일 중에서는 당도가 높지 않고 당 지수가 낮은 과일을 선택하는 것이 중요하다. 고당도 과일을 섭취하면 혈당이 급속히 상승해 인슐린이 과다 분비되기 때문이다.

채소 중에서는 오이나 시금치, 당근 같은 녹황색 채소류가 디톡스에 유익하다. 황색, 붉은색, 보라색 등 색깔이 있는 각양각색의 채소를 평소에 자주 먹을수록 독소 배출이 원활해진다.

정제된 음식, 가공 음식, 육류와 탄수화물은 금지

감자나 고구마, 호박처럼 탄수화물 함유량이 많은 채소나 콩 종류는 디톡스에 도움이 되지 않으므로 유의할 필요가 있다. 평소에 식사로는 상관없으나 디톡스를 하는 중에는 가급적 멀리해야 한다.

특히 흰 밀가루와 흰 설탕, 우유나 치즈 같은 유제품, 기름진 육류는 우리 몸에 독소를 제공하는 주된 식품 원인에 속하므로 디톡스 할 때는 섭취하지 않는 것이 좋다. 평소에도 이러한 음식을 적게 먹는 습관을 들일 필요가 있다.

채소 중에서 양배추나 브로콜리, 콜리플라워, 케일 같은 십자화과 채소군은 해독에는 좋지만 위장에 가스를 유발할 수 있으므로 소화효소와 함께 섭취하는 것이 좋다.

디톡스에 도움되는 식재료 선택 시 가장 중요한 것은 가공식품이 아닌 천연식품, 육류가 아닌 섬유소가 많은 식물류를 섭취하는 것이다.

방부제와 색소, 인공감미료 등 화학첨가물이 수십에서 수백 가지 첨가되어 있는 가공식품은 포함된 성분들 자체가 우리 몸에서는 독소로 작용하기 때문에 디톡스 집중 기간이 아니더라도 가급적 줄여야 한다.

〈그 자체가 독소이거나 디톡스에 도움되지 않는 식품〉

- 흰 설탕
- 흰 쌀밥
- 흰 밀가루
- 빵, 과자
- 가공식품
- 냉동식품
- 인스턴트식품
- 지방이 많은 육류

- 유제품

- 탄산음료

- 기름에 튀긴 음식

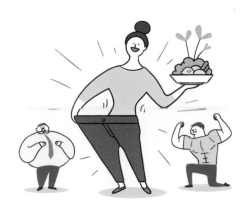

〈디톡스를 도와주는 식품〉

- 십자화과 채소 : 양배추, 브로콜리, 콜리플라워 등

- 녹황색 채소 : 시금치, 당근, 무청, 오이, 청경채, 토마토 등

- 파이토케미컬 채소 : 녹색, 주황색, 보라색, 붉은색 등 색깔을
  함유한 채소와 과일

- 천연 효소

- 유기농 식품

- 가공되지 않은 식품

05 디톡스에 도움을 주는 천연 항산화 물질

식물 속 천연 화학물질의 효능

사람이 섭취할 수 있는 식물에 들어있는 식물성 천연 화학물질의 종류는 1,000종이 넘는다.

식물 속의 화학물질은 식물 자신을 보호하고 생존하게 해주는 역할을 하는데, 이 물질을 인간이 섭취했을 때 활성산소를 제거하여 항산화 작용, 암세포 억제, 디톡스, 세포 손상 방지 및 재생 등의 역할을 한다. 즉 체내 독소를 제거하고 배출하게 해준다.

항산화 및 디톡스 작용을 하는 식물성 천연 화학물질에는 다음과 같은 것들이 있다.

플라보노이드

- 수용성으로 대개 노란색 색소로 이루어져 있다.

- 항산화, 항염증, 항암, 항바이러스 작용을 한다.

→ 플라보노이드의 대표적인 종류

- 안토시아닌 : 블루베리, 서리태콩, 포도, 흑미, 가지 등 검붉은색 과일과

  채소에 함유

- 이소플라본 : 콩류에 함유

- 카테킨 : 녹차의 떫은맛에 함유

카로티노이드

- 지용성 색소로 이루어져 있다.

- 항산화, 항염증, 항암, 면역 증진 작용을 한다.

- 체내에서 비타민A로 전환된다.

→ 카로티노이드의 대표적인 종류

- 베타카로틴 : 당근, 시금치 등 녹황색 채소와 과일, 해조류에 함유

- 베타크립토잔틴 : 파파야, 고추, 당근, 오렌지, 귤, 수박,

  붉은 강낭콩, 사과, 부아메라에 함유

글루코시놀레이트

- 브로콜리, 양배추, 콜리플라워, 케일, 방울양배추 등 십자화과 식물에 많이 들어 있다.
- 강력한 항암 작용을 한다.

클로로필

- 상추, 시금치, 오이, 아보카도, 양배추 등 녹색 채소, 과일에 많이 들어 있다.
- 디톡스와 세포 재생 기능을 한다.

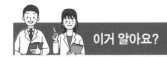

현대의학에서 입증된 천연 영양제
'노니' 와 '부아메라'

이리도이드 성분을 지닌 노니

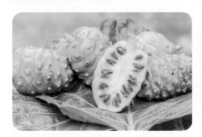 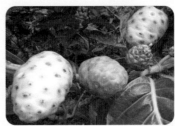

노니는 인도, 인도네시아, 말레이시아, 캄보디아, 태국, 미얀마 등 동남아시아 및 폴리네시아, 통가, 타히티, 사모아, 버진아일랜드 등 남태평양 열대지방에서 자라는 과실로, 울퉁불퉁한 초록색 모양을 하고 있다.

타히티 원주민들이 노니를 '고통을 치료해 주는 나무' 라고 불러왔을 정도로 질병 치료와 예방에 탁월하다.

노니에 함유되어 있는 주요 식물성 천연 화학물질의 종류와 기능은 다음과 같다.

프로제로닌	손상된 세포를 재생시킨다.
파이토케미컬	항암, 디톡스, 항산화 작용을 한다.
스코폴레틴	항염증 작용을 한다.
이리도이드	항암, 종양 억제, 세포 재생 작용을 한다.

강력한 항산화 작용을 하는 부아메라

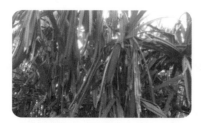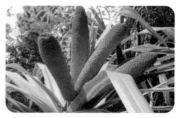

부아메라는 인도네시아 파푸아 뉴기니섬에만 자생하는 붉은색 열매로 거대한 옥수수와 비슷한 모양을 하고 있다. 수천 년 동안 이 지역 원주민의 남다른 장수와 건강의 비결로 꼽혀왔다. 부아메라에 함유되어 있는 식물성 천연 화학물질의 종류와 기능은 다음과 같다.

파이토케미컬	항암, 디톡스, 항산화 작용을 한다.
베타카로틴	강력한 항산화 작용을 한다.
베타크립토잔틴	강력한 항산화, 항암 작용을 한다.
오메가 - 3,6,9	혈행 개선 작용을 한다.
플라보노이드	항염증 및 심혈관질환 개선 기능이 있다.

출처 : 〈내 몸을 살리는 노니〉, 〈부아메라의 기적〉

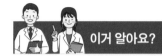

항암 효과로 유명한 슈퍼푸드 '그라비올라' 란?

그라비올라(Graviola)는 우리말로 '가시여지' 라고도 하며 중앙아메리카 및 카리브해 연안의 아열대 지역에서 자라는 목련목 포포나무과의 교목이다. 열매는 파인애플이나 복숭아와 비슷한 맛이 나며, 잎은 말려서 차로 끓여 마신다. 슈퍼푸드로 알려진 후 주로 가루나 차의 형태의 제품이 생산되고 있다.

그라비올라 열매는 비타민, 미네랄, 식이섬유가 풍부해 변비, 당뇨 등에 효과적이고 항암 작용을 하며, 베타카로틴이 풍부해 항산화 효과가 있다. 잎의 아세트제닌(Acetogenin,아노나신)은 암세포의 영양공급 통로인 ATP(Adenosine Triphosphate,아데노신 3인산)를 차단하여 암세포가 자기 몸집을 키우는 것을 막아 암세포만 선택하여 공격, 사멸을 유도하는 천연항암제이다. 병원에서 사용되는 일반적인 화학항암제보다 1만 배 이상의 엄청난 항암효과를 보이며 성분은 항암 및 항염증 효과가 있어 염증과 상처 치료에 효과적이다.

5단계 당장 시작하는 5일 디톡스 프로그램

● 짧고 강력하게 실행하는 디톡스

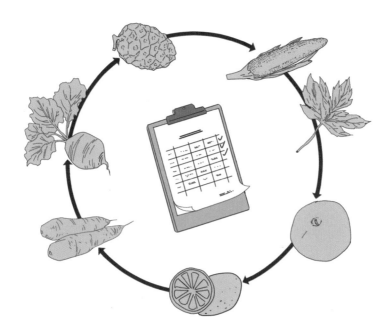

01 짧지만 효과적으로, 간단하지만 강력하게

디톡스 정말 효과 있어요?

디톡스의 첫 번째 단계는?

배출

→ 이미 몸속에 넘쳐 흐르는 독소를 배출시키는 것이다.

디톡스의 두 번째 단계는?

유지

→ 독소가 적게 유입되고 자가 디톡스를 잘하는 몸을 만들어

가는 것이다.

디톡스가 얼마나 필요하고, 얼마나 자주 해야 하고, 얼마 만에 몸이 호전되는지는 사람마다 다르다. 건강 상태와 체질, 그동안 살아

온 환경과 습관이 천차만별이기 때문이다.

또 디톡스 열풍이 불면서 수많은 디톡스 관련 제품이 생겨 어떤 것을 선택해야 할지 고민이 되기도 할 것이다.

중요한 것은 독소로 인해 건강이 망가지고 각종 질환에 시달리고 있는 자신의 몸 상태를 점검하고 디톡스의 의지를 굳게 다지는 것이다.

6개월 간격으로 1년에 2회 이상 디톡스하기 권장

만약 전혀 디톡스를 해보지 않았다면, 한 번 시도해보는 것만으로도 놀라운 경험을 하게 될 것이다.

그러나 지속적으로 건강을 유지하며 스스로 디톡스를 잘하는 몸으로 변화시키기 위해서는 지속적으로 디톡스를 해야 한다. 최소한 6개월 간격으로 1년에 2회 이상 디톡스 할 것을 권장한다.

그러기 위해서는 쉽고 간단하며, 실천할 수 있어야 한다. 그러면서도 그동안의 식습관이나 생활 습관에 변화를 가져올 다짐은 해야 한다. 아무리 쉬운 방법도 실제로 실천하지 않으면 소용 없기 때문이다.

만약 먹고 싶은 것을 다 먹고, 하기 싫은 운동은 하지 않으면서 디톡스를 바란다면 그 어떤 변화도 경험하기 어려울 것이다. 그것은 마치 담배를 계속 피우면서 폐암에 걸리지 않기를 바라는 것과 마찬가지이다.

따라서 디톡스를 해보기로 마음먹었다면 이제까지 자신이 주로 어떤 식사를 하고 어떤 생활 습관을 가지고 있었는지, 운동을 어느 정도 했는지 돌아보기 바란다. 그동안의 잘못된 습관이나 패턴을 완전히 바꾸기로 결심해야 한다.

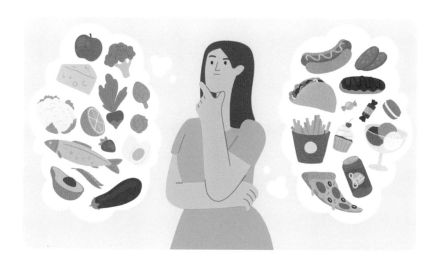

02 5일 디톡스 진행시 지켜야 할 지침 사항

• 디톡스 1단계 : 준비 기간

- 디톡스를 할 수 있도록 몸을 준비시키는 기간이다.
- 밀가루 음식, 기름진 음식(튀김 등), 인스턴트식품, 과도한 탄수화물
  (과자, 빵 등), 기름진 육류나 가공 육류(지방이 많은 고기, 소시지 등)를
  먹지 않는다.

• 디톡스 2단계 : 5일 집중 프로그램 기간

- 일반 식사를 하지 않는 단식 기간이자, 본격 프로그램 기간이다.
- 5일 동안 진행한다.
- 너무 바쁘거나 활동량이 많은 기간을 피한다.
- 걷기, 요가, 스트레칭 등 과격하지 않은 신체 활동을 매일 한다.

- 미온수 자주 마시기, 냉 · 온욕을 통해 몸을 따뜻하게 하고 신진대사를 활성화시킨다.
- 심호흡, 명상 등을 통해 마음도 디톡스 한다.

• 디톡스 3단계 : 보식 기간

- 미음, 죽, 연한 된장국 등으로 차차 일상적인 식습관으로 돌아오는 기간이다.
- 디톡스가 끝났다고 해서 곧바로 과식, 폭식을 하거나 자극적인 음식을 섭취하면 역효과가 나타나거나 건강에 매우 해로울 수 있으니 유의한다.
- 건강식과 규칙적인 운동을 유지한다.

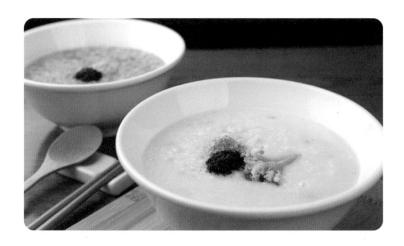

03 초간단 5일
디톡스 프로그램 따라하기

• **항산화 디톡스 5일 식단**

〈안내〉

이 책에서 소개하는 5일 간편 디톡스를 실시할 때는 천연 식물성 항산화 성분들이 함유된 분말 형태의 쉐이크를 활용한다.

식사 대신 분말을 물에 타서 쉐이크 음료 형태로 섭취하며 주성분은 다음과 같다.

〈디톡스 음료 주성분〉

- 식사 대용으로 섭취하는 디톡스 보충식

→ 노니, 부아메라, 백년초, 아사이베리, 그라비올라, 산야초,

분리대두단백, 비타민, 미네랄, 식이섬유

- 간식 대용으로 섭취하는 디톡스 보충식

→ 노니, 부아메라, 식이섬유, 함초, 선인장잎, 클로렐라,

  그라비올라, 칼슘

• 시작하기 전 준비하기

1. 자신의 건강 상태, 신체 증상, 컨디션 등을 상세히 기록한다.
2. 현재 체중, 허리둘레 등을 상세히 기록한다.
3. 가능하다면 체지방 분석, 비만도 측정 등을 통해 분석표를

   만들어본다. (보건소에서 무료 인바디 검사 측정 가능)
4. 앓고 있던 질환이나 증상이 있다면 자세히 기록한다.

   (가장 최근에 한 건강검진 결과도 참고한다.)
5. 스포츠용 물병을 준비한다.
6. 시작하기 하루 전날 구충제를 1회 복용한다.

• 5일간 디톡스 식사는 이렇게

5일 디톡스 프로그램은 하루 세 끼 식사 대신 식사 대용의 보충식

을 쉐이크 형태로 복용하는 것이다.

식사와 식사 사이인 오전, 오후, 취침 전에는 간식 대용 보충식을
복용한다. 간식 섭취 후에는 물을 자주 마신다.

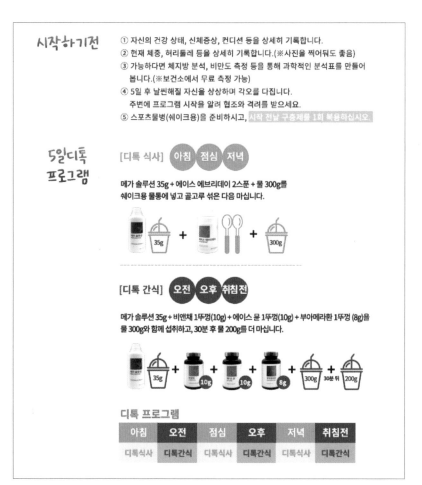

시작하기전
① 자신의 건강 상태, 신체증상, 컨디션 등을 상세히 기록합니다.
② 현재 체중, 허리둘레 등을 상세히 기록합니다.(※사진을 찍어둬도 좋음)
③ 가능하다면 체지방 분석, 비만도 측정 등을 통해 과학적인 분석표를 만들어
   봅니다.(※보건소에서 무료 측정 가능)
④ 5일 후 날씬해질 자신을 상상하며 각오를 다집니다.
   주변에 프로그램 시작을 알려 협조와 격려를 받으세요.
⑤ 스포츠물병(쉐이크용)을 준비하시고, 시작 전날 구충제를 1회 복용하십시오.

5일디톡 프로그램

[디톡 식사] 아침 점심 저녁

메가 솔루션 35g + 에이스 에브리데이 2스푼 + 물 300g를
쉐이크용 물통에 넣고 골고루 섞은 다음 마십니다.

35g + + 300g

[디톡 간식] 오전 오후 취침전

메가 솔루션 35g + 비앤채 1뚜껑(10g) + 에이스 뮨 1뚜껑(10g) + 부아메라환 1뚜껑(8g)을
물 300g와 함께 섭취하고, 30분 후 물 200g를 더 마십니다.

35g + 10g + 10g + 8g + 300g + 30분 뒤 + 200g

디톡 프로그램

아침	오전	점심	오후	저녁	취침전
디톡식사	디톡간식	디톡식사	디톡간식	디톡식사	디톡간식

체계적인 5일 디톡스 프로그램

〈디톡스의 4가지 중요 키워드〉

1. 첫 번째 : 몸을 비움

- 디톡스 기간 중에는 일반 식사는 가급적 하지 않아야 디톡스 효과를
  최대한으로 체험할 수 있다.
- → 식사 대용식과 간식 대용식 외에 일반 식사를 하지 않는 기간을
  5일간 갖는다.

2. 두 번째 : 마음을 비움

- 식사 대용식에는 항산화 물질과 영양분이 함유되어 있어 활동에
  필요한 에너지를 충분히 공급받게 되므로 영양이나 에너지가
  부족해지지 않는다.
- → 그렇다 하더라도 디톡스 하는 5일 동안은 과격한 운동이나
  무리한 활동은 하지 않는다. 디톡스 할 때는 몸도 비우지만
  마음도 비우는 것이 좋다. 되도록 휴식을 취하고, 산책,
  명상이나 요가를 매일 하며 정신을 디톡스한다.

3. 세 번째 : 잘 내보냄

- 디톡스를 하면 장 내에 쌓여 있던 노폐물이 변으로 배출된다.
- → 이는 몸속에 오랫동안 쌓여 있던 독소가 빠지는 과정이므로

정상이다. 쾌변을 위해서는 물을 많이 자주 마시는 것이 좋다.

4. 네 번째 : 따뜻한 몸을 유지함

- 몸을 따뜻하게 해준다.

→ 찬물이나 얼음물은 위장에 무리를 주므로 자제한다.

　정수된 미온수를 마신다.

디톡스 핵심 TIP

디톡스 효과를 극대화시키는 방법

- 단식 시작하기 하루 전에 구충제를 복용한다.

- 몸을 깨끗이 씻는다.

- 냉 · 온욕을 매일 한다.

- 걷기(산책, 등산 등)를 매일 한다.

- 몸을 천천히 움직이고 과격한 운동이나 급격한 움직임을 하지 않는다.

- 내의를 자주 갈아입는다.

- 알레르기 질환이나 기저질환이 있을 때는 전문가와 상담하고 몸 상태를
　점검한다.

- 단식 중에 일어날 수 있는 증상(호전반응)에 대해 알아둔다.

- 치약, 비누, 샴푸, 린스, 화장품, 세제를 사용하지 않는다.

  사용해야 할 때는 고무장갑을 끼고 한다. 비누 대신 목욕 소금을 사용한다.

- 칫솔은 부드러운 것을 사용한다.

- 부드러운 거즈를 사용한다.

- 아침 저녁으로 명상, 호흡을 하고, 요가 수련을 한다.

- 미지근한 물을 자주 많이 마신다. 천천히 마시고, 찬물을 마시지 않는다.

- 약물은 복용하지 않는다.

- 치유와 회복에 대한 신념을 갖는다.

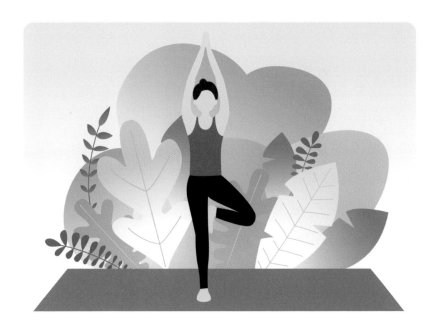

04 디톡스 후 유지와 관리하기

디톡스 직후가 더 중요하다

5일간의 디톡스 프로그램이 끝나면 다음 사항을 체크하고 준수한다.

1. 자신의 몸 상태와 몸무게 등을 다시 기록하여 이전과 비교해본다.
   사진을 찍거나 체지방 분석을 한 경우 다시 측정해본다.
2. 프로그램이 끝난 후에도 짠 음식, 매운 음식, 자극적인 음식을
   피하고 채식 위주로 소식한다.
3. 걷기 등 운동을 꾸준히 생활화한다.
4. 집중 프로그램 기간이 아니더라도 하루 1~2회 정도는 식사나
   간식 대신 디톡스 보충식을 꾸준히 섭취한다.
5. 인스턴트 음식, 가공 음식, 과자, 기름진 음식, 흰 밀가루로

만든 음식을 먹지 않는다.

5일 프로그램 끝난 직후 관리 방법

구분	아침	점심	저녁
강한 디톡스 효과를 바랄 때	디톡스 식사 디톡스 간식	일반 식사	디톡스 식사 디톡스 간식
디톡스 후 현 상태를 유지하고 싶을 때	디톡스 식사	일반 식사	일반 식사 디톡스 간식
에너지와 영양을 보충하고 싶을 때	일반 식사 디톡스 식사 디톡스 간식	일반 식사 디톡스 식사 디톡스 간식	일반 식사 디톡스 식사 디톡스 간식

디톡스를 강하게 하여 독소를 많이 빼내고 싶다면?

→ 식사나 간식 대신 디톡스 보충식을 섭취한다.

현 상태를 유지하고 싶다면?

→ 일반 식사와 보충식을 번갈아 가며 먹는다.

영양을 보충하거나 에너지를 올리고 싶다면?

→ 일반 식사 후 보충식(식사, 간식)을 함께 섭취한다.

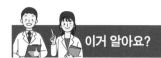
디톡스 후에도 멀리해야 할 음식 5가지

디톡스 하는 동안, 그리고 보식 기간에 자극적이거나 기름진 음식을 먹으면 기껏 디톡스했던 것이 아무 효과도 없거나, 오히려 위장과 간에 무리를 주어 건강을 해치는 결과를 낳을 수 있다.

따라서 디톡스가 끝난 직후뿐만 아니라 나아가 평소에도 다음과 같은 음식은 피하거나 최소한으로 줄이는 것이 좋다.

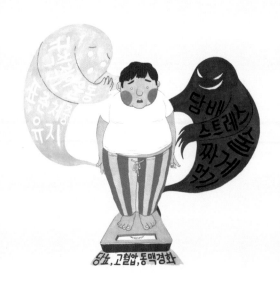

1. 정제한 탄수화물

시중에서 판매하는 베이커리 종류와 평소 흔하게 먹게 되는 대부분의 밀가루 음식은 정제된 흰 밀가루로 만든다. 게다가 밀가루로만 만드는 것이 아니라 베이킹파우더, 설탕 등을 대량으로 첨가하여 만들게 된다.

정제한 탄수화물 종류는 열량은 높여주나 우리 몸에 필요한 영양분은 가지고 있지 않으며, 베이킹파우더에는 우리 몸에 독소가 될 수 있는 알루미늄 성분도 미량 들어있다. 이 모든 것들이 독소가 될 수 있으므로 밀가루로 만든 면, 분식, 빵 종류는 줄이면 줄일수록 디톡스에 도움이 된다.

2. 붉은 육류 및 육가공품

육류에는 동물성 단백질이 함유되어 있지만 지나치게 섭취할 경우 암 발병률을 높인다. 육류 섭취가 많을수록 암에 걸릴 확률도 높아지는 것은 이미 잘 알려져 있다.

소시지, 햄 등의 육가공품에 함유되어 있는 n-니트로소 화합물, 방부제로 쓰이는 아질산염, 높은 함량의 나트륨은 그 자체로 독소로 작용하며, 암, 고혈압, 고지혈증, 심장질환 등을 일으킨다.

따라서 육류 섭취는 최소화하고, 콩과 두부 등 식물성 단백질 섭취를 늘리는 것이 좋다. 햄, 소시지 등의 육가공품은 가급적 섭취하지 않는 것이 좋다.

3. 인공감미료와 식품첨가물이 든 음식

설탕은 사탕수수와 사탕무를 가공해서 만드는데, 백설탕으로 가공하는 과정에서 표백 물질을 첨가한다. 설탕은 탄수화물로 이루어져 있고 섬유질과 비타민은 가지고 있지 않기 때문에, 과다 섭취할수록 비만, 당뇨 등을 유발한다.

인공감미료는 설탕보다 수백 배 단맛을 내도록 만든 것으로, 거의 모든 종류의 가공 음식에 함유되어 있다. 인공감미료에는 아스파탐, 사카린, 둘신, 시클라메이트, 소르비톨 등이 있으며, 지속적으로 섭취할경우 대사질환을 일으킬 뿐만 아니라 신경독성 물질로도 작용한다.
조미료, 액상과당, 인공색소, 시럽 등도 자주 섭취하면 독소로 쌓이게 된다.

4. 기름으로 조리한 음식

전, 튀김과 같이 기름으로 조리한 음식은 그 자체로 독소가 된다. 불포화지방산인 식용유를 가열할 때 나오는 산화지방, 산화질소 등이 그대로 독소가 되며, 기름으로 조리한 음식이 공기와 닿아 산화되어도 독소 덩어리가 된다고 할 수 있다.

시중에서 판매하는 치킨의 경우 기름을 두 번 이상 재사용하게 되는데 이 또한 독소나 다름없다. 따라서 기름에 튀기거나 지진 음식은 디톡스 기간이 아니더라도 멀리해야 한다.

5. 짜게 먹는 것

한국인이 매일 먹는 찌개나 국, 장류, 소위 '밥도둑' 이라고 일컫는 젓갈류에는 기준치 이상의 나트륨이 함유되어 있다. 그레서 국밥과 같은 형태로 섭취할 경우 기준치 이상의 나트륨을 섭취하게 된다.

라면이나 햄버거 등 인스턴트 식품이나 가공 음식에도 높은 함량의 나트륨이 들어 있어 고혈압, 심장질환 위험을 높일 수 있으므로 주의해야 한다.

6단계 디톡스 후 마무리하기

● 생활방식을 완전히 바꾸어 다시 태어나기

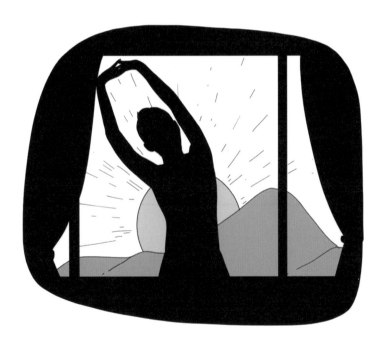

01 디톡스 할 때 주의 사항

조바심은 금물

디톡스를 통해 건강을 회복하고자 할 때는 다음 두 가지를 내려 놓아야 한다.

첫째, 성급함을 내려놓는다.

당신의 몸은 수십 년 동안 외부와 내부의 독소로 고통 받아왔다. 그로 인해 나타나는 질환의 종류와 정도는 매우 다양할 것이다. 이러한 독소들을 배출하고 몸의 기능을 정상화시키는 데에는 인내심과 시간이 필요하다.

둘째, 안일함을 내려놓는다.

5일 디톡스 프로그램은 5일 동안 일반적인 식사 대신 디톡스식을 섭취하면서 일종의 단식을 하는 것이다. 단식이라고 하지만 디톡스 식사를 통해 영양소와 에너지를 충분히 공급받게 되므로 영양학적으로 무리가 가지 않을 것이다.

'며칠 동안 몸을 비웠으니 내 마음대로 먹어도 괜찮겠지?'

이런 안일한 태도로 인해 기껏 디톡스를 해놓고 디톡스 효과를 전혀 보지 못하거나, 심지어 몸 상태가 악화되는 경우가 있다. 그러면 디톡스에 대해 안 좋은 경험만 생긴다.

디톡스는 삶의 방식을 바꾸는 것

평소 가공 음식을 많이 먹었던 사람, 자극적인 음식을 좋아했던 사람, 스트레스 받을 때 먹는 것으로 풀었던 사람이라면, 즐겨 먹던 음식을 며칠 동안 먹지 못한다는 것만으로 초조해질 수도 있다.

심지어 디톡스 기간이 끝나자마자 먹고 싶은 음식을 폭식하려 들기도 한다. 그러나 이는 사람에 따라서는 생명을 위협하는 일일 수도 있다.

디톡스는 짧은 기간 동안 우리 몸에 큰 변화를 가져오게 해주지만, 그만큼 세심한 주의를 기울여야 하는 과정이다.

또한 디톡스는 1년 중 며칠만 하면 끝나는 것이 아니라 그 후의 삶의 방식을 바꾸기 위한 과정이기도 하다. 먹는 것, 생활하는 것, 생각하는 방식에 있어서도 꾸준히 비워냄이 필요하다.

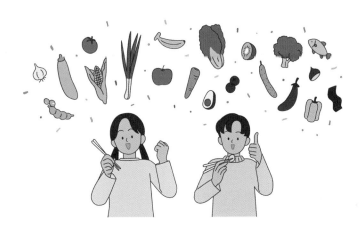

무심코 먹었던 음식을 가급적 먹지 않으려 의지를 가지는 것, 생각 없이 먹었던 습관에서 생각과 의도를 가지고 선택해서 먹는 습관을 갖는 것, 배 터지도록 먹는 것이 아니라 그 전에 멈추는 것이 필요하다.

그동안 온갖 독소에 지친 내 몸을 비워내고 건강을 되찾기 위해서는 꾸준함과 끈기, 의지가 필요하다는 것을 기억하자.

02 디톡스 후 보식 기간 어떻게?

보식이란?

보식은 단식과 디톡스로 몸을 비우는 과정을 거친 후 다시 식사를 정상적으로 할 수 있을 때까지의 과정을 말한다.

엄밀히 이야기하면 보식 기간도 단식 기간에 포함된다. 그리고 실제로는 단식 기간보다 보식 기간이 더 중요하다.

"단식은 누구나 할 수 있으나 보식은 지혜로운 자만이 할 수 있다"는 말이 있다.

단식은 바짝 긴장해서 잘 해놓고 막상 단식 후 보식 기간 중에 방심하여 이것저것 집어먹고 몸을 망치는 경우가 허다하기 때문이다.

따라서 보식 기간은 자기와의 싸움이 본격적으로 시작되는 기간임을 잊어서는 안 된다.

단식을 마치고 바로 일반 식사를 하면 매우 위험하다.

반드시 보식을 거쳐 내장기관이 서서히 음식물에 적응할 수 있도록 해야 하며, 종전의 나쁜 식사 습관을 버리고 바람직한 식사 습관을 생활화하여 단식으로 깨끗이 비운 몸을 오래도록 유지하도록 힘써야 한다.

보식 기간은 며칠이 좋아요?

일반적으로 보식 기간은 본 단식 기간의 6배로 잡는다.

이때 제1보식기, 제2보식기, 제3보식기로 나눈다. 제1보식기와 제2보식기는 본 단식 기간과 같은 일수로, 제3보식기는 본 단식 기간의 4배로 정한다.

예를 들어 본 단식을 7일 했을 경우 제1보식기와 제2보식기는 각각 7일, 제3보식기는 28일이 된다.

(예 1)
단식 - 7일
제1보식기 - 7일

제2보식기 - 7일

제3보식기 - 28일

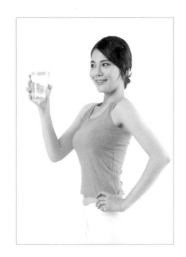

(예 2)

단식 - 5일

제1보식기 - 5일

제2보식기 - 5일

제3보식기 - 20일

바쁜 현대인이 보식을 철저히 하기는 너무나 힘들 것이다. 하지만 적어도 본 단식 기간의 2배 정도는 각별히 신경을 써야 한다.

제1보식기

- 미음을 서서히 양을 늘려간다.

- 부식으로 과일즙 등을 먹는다.

- 이 기간 중에 과식하면 생명의 위험을 초래할 수도 있으므로 각별히 유의해야 한다.

제2보식기

- 미음에서 죽으로 바꾸고, 죽의 양을 점차 늘려간다.

- 이 기간 중 과식을 하면 단식 효과는 수포로 돌아간다.

제3보식기

- 죽에서 일반식으로 바꾸되, 잡곡, 채소, 해조류 위주의 식이요법을 한다.
- 이 기간에 과식을 하면 단식으로 좋아지던 효과가 중지된다.

03 디톡스 직후 보식 기간 유의 사항

• 도움 되는 보식 식단

미음

- 보식 가루에 적당량의 물을 넣고 끓인다.

묽은 죽

- 보식 가루에 물을 넣고 끓여 먹는다. 점차 가루의 양을 늘리고
  소금으로 간을 맞춘다.

된 죽

- 쌀에 물을 많이 붓고 밥알이 보일 때까지 걸쭉하게 끓여 먹는다.

과일

- 제철 과일을 곱게 갈아 맑은 즙을 먹는다.

국

- 자극적인 고춧가루가 들어가지 않은 된장국이 좋다.

  가능하면 고기를 넣지 말고 맑은 국 위주로 먹는다.
- 미음과 묽은 죽을 먹을 때는 건더기는 먹지 말고 국물만 먹어야

  한다. 나중에 된 죽과 함께 건더기를 먹을 때는 꼭꼭 씹어 먹어야

  한다.

반찬

- 나물이나 채소류가 좋다. 기름에 튀긴 음식이나 볶은 음식은

  피하는 것이 좋다.

〈보식 기간 중 지켜야 할 일〉

- 술, 담배를 하지 않는다.
- 절대 과식을 하지 않는다.
- 자극적인 음식이나 인스턴트 음식을 절대 금한다.
- 양약을 절대 금한다. (의사, 전문가와 상의)

- 음식은 미지근하게 데워 꼭꼭 씹어 먹는다.

- 끼니를 거르거나 불규칙한 식사를 하지 않는다.

- 야식을 절대 금한다. 저녁 식사는 적어도 취침 4시간 전에는 끝낸다.

- 물을 자주 섭취하여 혈액 순환을 돕고 기초대사량을 높여준다.

- 냉 · 온욕으로 모세혈관을 자극하여 신진대사를 원활하게 하고
  체액을 맑게 해준다.

- 무리한 활동이나 과격한 운동을 하지 않는다.

- 걷기, 스트레칭 등을 매일 30분 이상 한다.

- 휴식을 취하고 밤에는 충분히 잔다.

- 단식 직후에는 부부관계도 하지 않는 것이 좋다.

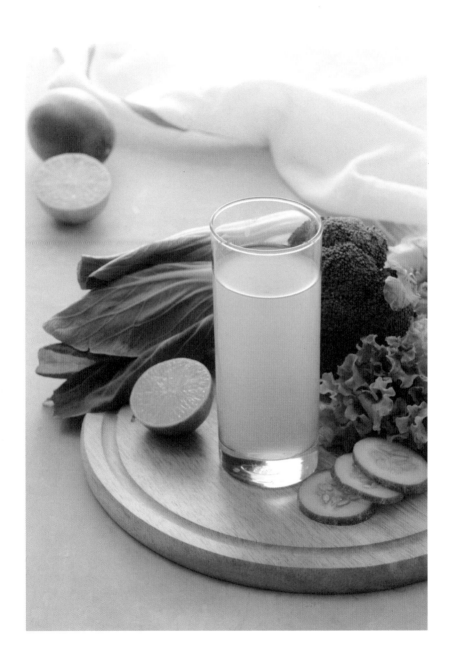

3장　약과 병원에 의존하지 않는 디톡스 6단계

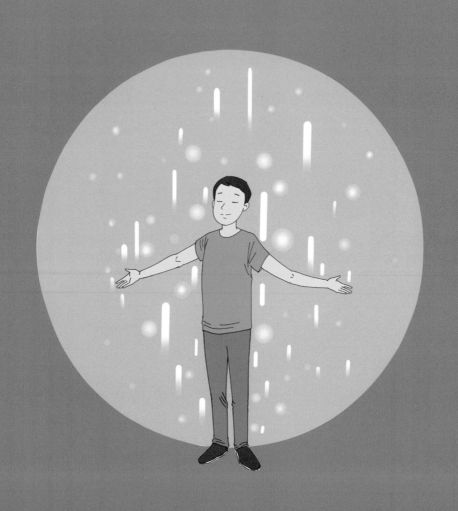

4장

디톡스 후 나타나는 호전반응

01 디톡스 중 이런 일이 일어난다

디톡스 효과는 사람마다 천차만별

디톡스를 하면서 겪는 몸과 마음의 반응은 사람마다 개인차가 있다. 각자의 기저질환과 면역력, 몸속에 독소가 쌓인 정도, 살아온 환경, 체질이 다르기 때문이다.

또 처음 했을 때와 두 번째, 세 번째 할 때의 반응도 매번 달라질 수 있다. 어떤 이는 짧은 기간 동안 몸의 변화를 매우 크게 느낄 수도 있지만 어떤 이는 잘 느끼지 못할 수도 있다. 이 또한 독소와 항산화력, 면역력의 개인차가 크기 때문이다.

그러나 대체적으로 다음 두 가지 변화를 일반적으로 겪을 수 있다. 디톡스를 처음 체험하는 사람이라면 자신의 몸의 변화에 대해

면밀히 점검해본다.

• **체중의 변화**

체중이 줄어드는 경우

→ 디톡스는 단순히 짧은 기간에 체중을 줄이려는 목적으로 하는 것은 아니다. 따라서 체중이 몇 킬로그램이 줄어들었는지가 디톡스의 성공 여부를 가리키는 것은 아니다.

단, 평소 대장에 숙변이 많고 변비가 심했던 사람이라면 디톡스 프로그램을 하면서 장 운동이 원활해진다. 또 수분과 항산화 물질 섭취 증가로 인해 수분 배출이 원활해진다. 그 결과 며칠 만에도 체중이 많이 빠질 수 있다.

특히 림프계에 독소가 많아 부종이 심했던 사람이라면 몸속의 수독이 빠지면서 체중이 줄어들기도 한다.

체중이 별로 줄어들지 않는 경우

→ 평소 수독으로 인한 부종이 별로 없었거나 숙변이 많지 않았던 사람이라면 체중 감소가 크지 않을 수 있다.

특히 평소 커피를 즐겨 마신 사람들의 경우 지속적인 카페인 섭취로 몸속이 오히려 수분이 부족한 탈수 상태였을 수 있다. 카페인이 이뇨 작용을 하기 때문이다.

이런 경우는 오히려 디톡스 프로그램을 통해 수분과 미네랄, 비타민 등을 보충받게 되므로 겉으로 드러나는 체중 감량의 폭이 크지 않거나 체중 변화가 미미한 것이다.

• 배변의 변화

평소보다 배변이 잘 되는 경우

→ 배변의 변화도 체중 변화와 마찬가지의 이유로 나타난다. 디톡스 프로그램을 진행하면 평소에 제대로 활동하지 못했던 장이 운동을 하게 되고 수분과 항산화 물질을 보충받게 된다. 또한 간 기능이 개선되면서 장의 기능도 개선된다.

그 결과 변비였거나 숙변이 많았던 사람이 배변 활동이 활발해질 수 있다.

평소와 비슷하거나 오히려 잘 안 되는 경우

→ 오랜 기간 동안 장 기능이 현저히 저하되어 있어 장과 온몸에 독소가 많이 쌓인 경우, 장이 원래의 기능을 하고 배변 활동을 제대로 할 수 있기까지

는 시간이 더 필요할 수 있다. 며칠 간의 디톡스만으로 단번에 바뀌기 어려운 상태인 것이다.

디톡스를 여러 번 반복하면서 평소 식단을 섬유질과 항산화 물질로 바꾸며 수분 섭취를 충분히 해야 한다.

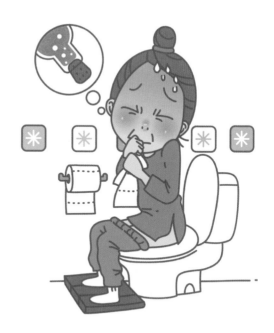

02 호전반응, 디톡스 할 때 몸에서 나타나는 현상

호전반응이란?

5일 디톡스 프로그램을 할 때 우리 몸은, 유입되는 독소는 평소보다 현저히 감소하고 디톡스를 돕는 항산화 물질은 평소보다 증가하면서 독소와 제대로 싸울 수 있는 상태가 된다.

그러나 기존의 몸 상태가 사람마다 다르기 때문에, 평소와 다른 변화에 대한 반응도 사람마다 다를 수밖에 없다.

통상 디톡스를 하면 여러 가지 몸의 반응이 올 수 있는데 이것을 명현현상, 혹은 호전반응이라고 한다. 몸속의 독소가 배출되면서 나타나는 자연스러운 현상이자, 궁극적으로 몸 상태가 호전되면서 나타나는 반응이다.

디톡스를 함으로써 몸속의 독소가 배출되는 과정에서 신경 세포를 건드리거나, 배출되지 않기 위해 저항하는 과정에서 마치 염증이 생길 때와 비슷한 반응이 나타나는 것이다.

이러한 호전반응에는 통증, 염증 등 몸을 불편하게 하는 다양한 증상이 있는데, 만약 너무 심해 견디기 힘들다면 억지로 참지 않고 디톡스를 중단했다가 추후에 다시 시도해도 괜찮다.

하지만 충분한 디톡스로 독소가 많이 빠져나가게 된다면 다양한 호전반응을 지나 증상의 개선과 완화를 경험하게 된다.

따라서 아래와 같은 증상들을 섣불리 부작용이라 판단하고 디톡스를 완전히 포기하기보다는, 디톡스가 되는 과정에서 일어나는 자연스러운 현상이라고 보는 것이 좋다.

피부에 두드러기나 습진이 올라온다.

→ 피부가 약하거나, 알레르기 질환이 있었던 경우 피부로 제일 먼저 호전반응이 나타날 수 있다. 장기간 피부질환에 시달려 왔던 경우 간 기능이 매우 저하되어 있을 수 있는데, 디톡스로 간에서 독이 대량 배출되는 과정에서 피부질환이 오히려 도지는 것처럼 나타날 수 있다.

콧물, 재채기, 가래, 통증 등 염증 반응이 심해진다.

→ 호흡기와 폐 기능이 약하거나, 면역력이 저하된 경우 각종 알레르기 반응이 심해지거나, 통증이 심해지거나, 평소보다 가래가 더 생길 수 있다. 이는 디톡스 때문에 갑자기 생긴 질환이 아니라 장기간 쌓인 독소에 의해 기저질환이 유지되고 있다가, 디톡스로 인해 독소가 배출되는 과정에서 기존의 증상이 악화된 것처럼 보이는 현상이다.

두통이 생기거나 어지럽다.

→ 평소 스트레스가 많았거나, 저혈압, 빈혈이 있었던 경우 일시적으로 두통이나 어지럼증이 나타날 수 있다. 또 장기간 독소가 많이 쌓여 중추신경계가 예민해도 디톡스 할 때 두통이나 어지럼증이 생긴다.

속이 안 좋거나 복부가 불편하고 가스가 찬다.

→ 평소 위하수가 있는 경우, 그리고 대장 내 유익균과 유해균의 균형이 깨져 유해균이 많은 상태가 지속되었던 경우, 디톡스를 하면 오히려 위나 장이 평소보다 불편함을 느낄 수 있다. 속이 더부룩하거나 방귀가 자주 나올 수도 있고 설사를 하는 경우도 있다. 디톡스를 마친 후에는 이러한 증상들

이 줄어든다.

피곤해지거나 잠이 안 오거나 감정 기복이 생긴다.

→ 원래 우울증이나 불안 증세가 있었던 경우가 아니라면, 디톡스 하다가 감정이 예민해짐을 느끼거나, 초조하고 짜증이 나는 등 일시적인 감정 기복이 있을 수 있다. 매일 심호흡과 명상을 하고 충분한 휴식을 취하면 디톡스 후 감정 기복이 완화될 것이다.

03 디톡스 기간과 이후의 수칙 5가지

이것만은 꼭 지키세요

다음은 디톡스 프로그램을 하는 5일 동안, 그리고 디톡스가 끝난 후 보식 기간에도 반드시 지켜야 할 사항이다.

1. 디톡스를 하는 5일 동안은 무리한 활동은 하지 않는다.

디톡스 기간을 계획할 때 업무가 바쁘거나 약속이 많은 기간, 외부 출장 기간 등은 가급적 피하도록 한다.

또한 평소 한 번도 하지 않던 운동을 디톡스 기간에 갑자기 하거나, 땀을 뺀다며 과격한 근육운동, 유산소운동을 갑자기 시작하는 것도 좋지 않다.

2. 식사 간격을 지킨다.

디톡스 하는 5일 동안 일반 식사 대신 디톡스식을 섭취하는 간격은 기존의 자신의 식사 시간과 비슷하게 유지해도 무방하다.

예를 들어 평소 늦게 자고 늦게 일어나는 저녁형 패턴을 가진 사람과, 새벽에 일어나 일찍 잠자리에 드는 아침형 패턴을 가진 사람의 식사 시간은 다를 수밖에 없을 것이다.

평소 먹던 시간에 디톡스식을 섭취하되, 기존의 식사 간격이 너무 불규칙했던 사람이라면 간격이 규칙적으로 되도록 자신에게 맞게 조정한다.

3. 물을 자주 많이 마신다.

디톡스를 할 때는 하루 1리터에서 2리터 정도의 물을 자주 마셔주는 것이 좋다. 물을 많이 마시는 것은 배변 활동에도 도움을 준다.

그러나 물의 양을 채워야 한다는 강박으로 억지로 마실 필요는 없다. 단, 냉장고에 보관한 찬물이나 얼음물을 마시지 않고 상온의 물이나 미지근한 물을 마시도록 한다.

4. 보식과 일반식은 유기농 천연 식재료로 만든다.

5일 디톡스 프로그램이 끝난 후 보식 기간을 거쳐 일반식으로 돌아올 때는 인스턴트나 가공음식을 자제할 뿐만 아니라 식재료를 유기농으로 바꾸는 것이 좋다.

디톡스를 할수록 우리 몸은 다양한 독소에 민감해질 것이다. 따라서 일상 생활 속에서도 독소 섭취를 최소한으로 할 수 있도록 식단과 식재료 자체 를 변화할 필요가 있다.

5. 보식을 거쳐 일반식으로 돌아왔더라도 기름진 음식은 피한다.

우리 몸에는 지방도 반드시 필요하다. 그러나 우리 몸에 유익한 지방은 사 실 채소류, 콩류, 견과류에도 함유되어 있어 얼마든지 충분히 섭취 가능하 다. 따라서 육류를 통해 섭취하는 지방질이나 기름에 튀긴 음식 등은 디톡 스 기간과 보식 기간까지 끝난 이후에도 되도록 피하는 것이 좋다.
다만 견과류나 올리브유 등에 함유되어 있는 오메가 지방산은 항산화 기능 을 가지고 있으므로 적절히 섭취하는 것이 무방하다.

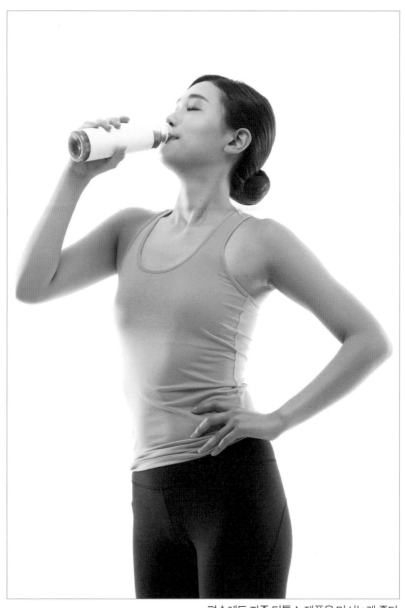

평소에도 자주 디톡스 제품을 마시는게 좋다

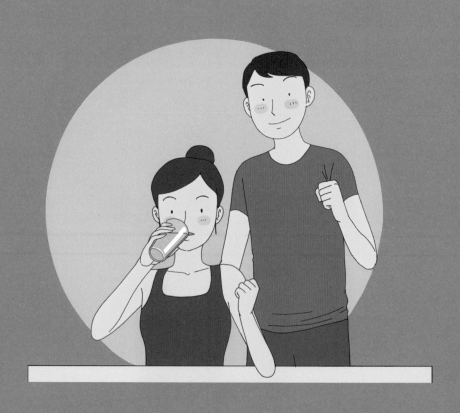

디톡스로 다른
인생을 살게 된
사람들

01 40년간 천식과 습진으로 고통받다 새로운 세상을 경험했어요

50대, 여성

어릴 때부터 원인 모를 피부 습진으로 고생을 너무 많이 했어요. 초등학교 때 피부가 짓무르고 진물이 흐르는 증상이 처음 나타나서 병원도 다니고 한약도 지어 먹었지만 낫지 않았습니다. 국내의 유명하다는 피부과는 다 찾아다니면서 약물 치료도 오래 했는데 약을 먹을 때는 잠시 괜찮은 것 같다가 약을 끊으면 다시 피부가 나빠지다가 진물이 흐르곤 했습니다.

발과 다리의 피부가 주로 짓무르다 보니 치마 한 번을 마음껏 입어보지 못하고, 남들이 이상하게 볼까 위축되기도 했어요. 게다가 성인이 된 이후에는 천식 증상도 생겼어요. 병원에서 검사를 해보니 원인을 알 수 없다고 하더군요. 천식 발작이 시작되면 호흡을 하지 못하다가 생명이 위험할 수도 있는데 그것 때문에 응급실에 간

것도 여러 번이었어요.

그러다 40대 중반이 되어서야 지인의 소개로 노니가 염증에 좋다는 것을 알게 되어 음용을 시작했어요. 그 과정에서 독소가 무엇인지 알게 되었는데, 제가 40년간 앓던 모든 질환이 놀랍도록 들어맞았어요.

이대로 살 수는 없다는 생각에 디톡스를 실천하게 되었습니다. 전문가의 도움을 받아 수시로 디톡스를 하면서 몸속의 독소를 빼내는 과정을 체험하였습니다. 생활 습관도 완전히 바꾸었어요. 식단을 채식 위주로 바꾸고 힘들지만 밀가루도 끊었어요.

4년이 지난 지금, 눈에 띄게 피부 염증이 줄어 더 이상 진물이 흐르지 않고, 천식 증상도 놀랍도록 줄어들어 지금은 숨 쉬는 게 훨씬 편해졌어요. 디톡스를 알게 된 뒤 새로운 인생을 선물 받은 것 같습니다.

02 암 투병하다 만난 디톡스가 인생을 바꿨어요

60대, 남성

50대의 나이에 대장암 진단을 받았을 때 큰 충격을 받았습니다. 그전까지 건강 관리를 별로 하지 않고 살았지만 막상 남의 일이라고 생각했던 암이 나의 일이 되니 눈앞이 캄캄해졌습니다.

당시에 통증이 너무 극심했는데 살면서 한 번도 겪어본 적이 없는 통증이라 너무 힘들었고, 치료를 받는 과정에서도 이것으로 삶이 끝나는 것 같아 좌절했습니다. 다행히 빠른 발견과 치료 덕분에 예후가 나쁘지 않았고 백혈구 수치도 괜찮아서 항암치료 효과가 있었습니다. 그리고 몇 달 후에는 많이 호전되어 앞으로 경과를 지켜보며 추적 관찰을 하게 되었습니다.

죽음에서 돌아온 것 같아 너무 다행이었지만 건강에 대해 경각심이 생겨 이전처럼 살면 안 되겠다고 생각했습니다. 그러던 차에 아내 소개로 디톡스를 알게 되면서 내가 그동안 얼마나 병에 걸리기 쉬운 상태로 살아왔는지 깨달았습니다.

즐겨 하던 술과 담배를 끊는 것이 쉽지 않았지만 죽음의 공포를 겪고 나니 의지가 생겼습니다. 그 후 고기를 즐겨 먹던 식단을 완전히 바꾸고, 단식과 디톡스를 여러 차례 하면서 마치 두 번째 인생을 사는 것 같았습니다.

최초 암 진단 후 5년이 지났을 때 암이 더 이상 재발하거나 전이되지 않았음을 확인하게 되었고 그 후 몇 년이 더 지난 지금까지 건강을 유지하고 있습니다. 이제 디톡스는 제 삶의 일부와도 같습니다.

03 6개월 시한부 선고한 자궁경부암과 병원 진단상 3년 동안 건강하게 생활해 왔고 5년 되는 시점에 완치판정을 받았어요

40대, 여성

많지 않은 나이에 자궁경부암 진단을 받았는데, 암의 크기가 큰 데다 림프로 전이가 되어 수술도 어렵다는 말을 들었습니다. 최악의 경우 6개월 살 수 있다는 얘기를 들으니 머릿속이 하얘져 아무 생각도 들지 않았지요. 당시 아직 고등학생이던 아이들을 생각하니 병에 걸린 것이 너무 억울하기도 하고 미안하기도 했습니다.

가장 힘들었던 것은 극심한 고통이었습니다. 커다란 바늘 여러 개로 한꺼번에 찌르는 것 같은 통증 때문에 누워 있을 수도, 밤에 잠을 이룰 수도 없을 정도였어요. 항암을 시작하자 머리카락이 빠지고 기운이 없어 이대로 죽는 것만 같았습니다.

그래도 더 이상은 전이가 안 되고 치료도 어느 정도 효과가 있었습니다.

당시 투병하며 들었던 생각은 '그동안 너무 가족만 챙기느라 정작 내 몸은 하나도 챙기지 못하고 살았다'는 것이었어요. 만약 두 번째 기회가 주어진다면 가족을 위해서만이 아니라 나 자신을 위해서 몸을 관리하고 건강을 되찾아야겠다는 생각뿐이었습니다.

그러다 알게 된 것이 디톡스였어요. 집중 프로그램에 참여해서 단식을 해보기도 하고, 염증과 독소 제거에 좋다는 노니와 부아메라를 매일 섭취해 보았습니다. 식단도 완전히 바꾸고, 집 앞 공원에 나가 매일 1시간씩 맨발 걷기 운동을 시작했습니다.

병원 진단상 3년 동안 건강하게 생활해 왔고 5년 되는 시점에 완치판정을 받았으며, 다시 검사를 했을 때 암세포가 완전히 사라져 있었습니다. 이제는 평소에도 수시로 디톡스를 하고 건강식을 챙겨 먹으며 저 자신을 돌보고 있습니다.

04 기침과 재채기를 달고 살았던 지난날, 이젠 새로 태어난 것 같아요

50대, 여성

평생 동안 알레르기 약을 매일 복용하며 살았을 정도로 알레르기질환이 심했습니다. 심지어 약을 먹은 날에도 컨디션이 조금만 안 좋으면 금세 재채기와 콧물이 나와 일터에서도 난감하기 일쑤였어요. 눈은 늘 가렵고 벌겋게 충혈되어 있었고, 비염이 심해지면 밤에 코막힘 증상 때문에 잠을 제대로 자지 못했습니다. 30대 중반부터는 갑자기 천식이 심해져 흡입기를 상비해야 했고, 급성인두염에도 자주 걸렸습니다.

나이가 들며 면역력이 점차 떨어지니 비염, 천식 증상도 더 심해지는 것 같아, 이대로는 못 살겠다고 생각했습니다. 건강에 대한 정보를 검색하고 주변에 수소문해 알아본 결과, 어느 날 무릎을 탁 치는 깨달음을 준 것이 바로 디톡스입니다. 그동안 체질이라 어쩔 수 없다고 생각하고 살았는데, 제가 겪는 증상이 분명히 독소로 인한 것임을 알 수 있었습니다.

처음에는 건강기능식품만 알아보다가, 노니와 디톡스에 대해 알게 되어 이를 섭취하기 시작했습니다. 노니의 경우 음식 양념할 때 소스에 첨가하거나 차처럼 마시는 등 장복을 했고, 단식 프로그램을 통해 몸속 독소를 비우기를 수시로 시도했습니다.

5년이 지난 지금 이제 디톡스는 제 삶의 일부와도 같습니다. 천식이 많이 호전되어 흡입기를 상비하지 않아도 되고, 알레르기 약을 복용하지 않아도 재채기가 확 줄어들었어요. 무엇보다 밤에 코로 숨 쉬며 잘 수 있다는 것이 놀라웠습니다. 이제는 주변 사람들에게 '이거 먹어보라'고, '디톡스 한 번 해보라'고 적극 권유하고 다닙니다.

05 신장이식 수술 후 건강을 되찾을 수 있었던 이유

60대, 남성

40대부터 고혈압 수치가 높게 나왔지만 대수롭지 않게 생각했습니다. 한창 사업에 몰두하느라 건강 관리에는 신경을 못 쓰기도 했고, 남자가 일하면서 술 담배를 많이 하는 것은 어쩔 수 없다고 생각했습니다. 아내와 가족들이 건강 관리를 하라고 했지만 그때는 솔직히 귀담아 듣지 않았습니다.

그런데 50대에 고혈압 수치가 매우 위험한 수준으로 나오기 시작하더니 어느 날 병원에서 정밀검진을 해보니 만성신부전 진단을 받았습니다. 신장이 거의 망가져 제 기능을 하지 못하게 되었다는 것이었습니다. 결국 신장이식 수술까지 받게 되었는데, 수술 후 회복 과정이 정말 힘들었습니다.

이식 부작용을 방지하기 위해 먹는 약들이 매우 독해 부작용도 많았고 살이 10킬로그램씩 빠져 갑자기 노인이 된 것 같았습니다. 그제야 지난날 건강 관리를 하지 않고 살아온 것이 후회가 되더군요.

그러던 중 딸아이가 건강기능식품이라며 무슨 주스를 가져와 먹기 시작했는데 알고 보니 노니 즙이었습니다. 그리고 아내는 가족 전체의 식단을 완전히 건강식으로 바꾸고, 디톡스 프로그램을 다 같이 해보자고 했습니다. 처음에는 밥을 잘 먹어도 모자랄 판에 단식을 하면 어쩌나 싶었는데 막상 경험해 보니 신세계였습니다. 몸이 가벼워지고 정신도 맑아지는 것 같았습니다.

디톡스를 만난 이후 눈에 띄게 건강이 호전되었고, 다시 검사를 해보았을 때 이식한 신장도 정상적으로 기능을 하고 있다는 소견을 들었습니다. 가족들 덕분에 삶을 바꿀 수 있었다고 생각합니다.

06 '어디 아프냐' 는 소리를 늘 듣다가 '요즘 좋은 일 있냐' 는 소리를 들어요

50대, 여성

두 아이를 출산하고 나서 산후 조리를 제대로 하지 못한 탓인지 산후풍 증상으로 꽤 오랫동안 여기저기 아프고 힘들었습니다. 증상이 어느 정도 줄어들었을 때는 임신할 때 찐 살이 빠지지 않고 늘 몸이 부은 것처럼 무거웠습니다. 효과 있다는 다이어트도 다 해보고 운동도 이것저것 해보았지만 스트레스를 받을 때마다 폭식을 하니 요요가 올 수밖에 없었어요.

살이 안 빠지는 것도 문제지만 더 큰 문제는 얼굴색이 늘 안 좋다는 것이었어요. 주변 사람들이 '늘 어디 아픈 것 같다' , '병원 한 번 가봐라' 라고 하는데, 실제로 늘 피부가 푸석푸석하고 혈색이 안 좋고 다크서클이 짙었습니다. 나이가 들면서 화장으로도 감춰지지 않을 정도로요.

그러다 친구가 디톡스를 해보라며 권유를 했는데, 처음에는 대수롭지 않게 생각했습니다. 안 해본 다이어트가 없을 정도인데 다를 게 없을 것 같아서였어요. 그런데 디톡스를 자세히 알고 나니, 이것은 단순한 다이어트 비법이 아니라 일상생활 습관 자체를 완전히 건강한 방식으로 바꾸는 것과 같았어요. 일회성으로 끝나는 게 아니라는 것도 알게 되었습니다.

이후 몸속 독소 배출에 좋은 건강기능식품을 물처럼, 간식처럼 섭취하면서 마음먹고 디톡스를 해보게 되었습니다. 해보면 해볼수록 무작정 굶는 것과는 다른 느낌이 들어 신기하기도 하고, 한 번하니 또 해보고 싶어졌습니다.

4년이 지난 지금, 이제 주변 사람들은 '어디 아프냐'는 말 대신 '안색이 환해 보인다', '무슨 좋은 일 있으시냐'고 물어봅니다. 물론 살도 많이 빠져 한 치수 작은 옷을 입게 되었고요.

07 청천벽력 같은 혈액암 말기 진단, 지금은 청년 못지않게 건강해졌어요.

50대, 남성

젊었을 때 운동선수였기 때문에 건강에는 자신이 있었습니다. 한창때는 '몸 좋다' 는 얘기, '체격 좋다' 는 얘기도 많이 듣고 살았습니다. 그래서 더 소홀했던 것인지도 모르겠습니다. 건강을 챙기지 않으면 한순간에 잃을 수 있다는 것을 말입니다.

50대에 혈액암 말기 판정을 받았을 때 제 귀를 의심했습니다. '검사를 잘못한 거 아니냐' 며 재검사를 하고 다른 병원들을 가보기도 했습니다만, 결과는 의심의 여지가 없었습니다. 어쩔 수 없이 현실을 받아들이고 방사선과 항암치료를 받는데, 1차 항암 후 머리카락이 죄다 빠지고 몸에 기운이 하나도 없어졌습니다. 가족을 위해서라도 살아야겠다는 의지를 갖고 치료를 열심히 하자 그래도 호전이 되어 암세포가 줄고 전이도 되지 않았습니다. 말기 암이었지만 점차 생존 가능성도 높아져 희망이 보였습니다.

그러나 그 과정이 너무나도 힘이 들었고, 두 번 다시 이런 일을 겪으면 안 되겠다고 결심하게 되었습니다. 특히 자녀들이 디톡스를 해보라며 정보를 알려주었습니다. 그것을 기회로 디톡스에 대해 공부를 하게 되었는데 그때 비로소 건강의 열쇠를 찾은 것 같았습니다. 운동을 했던 경험 덕분에 몸에 대해 제대로 다시 공부하는 내용들이 무척이나 와 닿았습니다. 그때 이후 인생관이 완전히 바뀌게 된 것 같습니다.

지금은 5년 생존율을 넘어 건강을 회복하게 되었습니다. 이것을 저는 하늘이 주신 두 번째 기회라고 생각하고 있습니다. 요즘에도 가끔씩 몸속을 비우는 디톡스를 실천하고, 등산과 걷기 같은 운동을 실천하면서 스스로를 관리하고 있습니다. 동년배 친구들 사이에서 '건강 전도사'로 불리면서 한창때 못지않은 체력을 회복하게 된 것을 감사하게 생각합니다.

08 저자와 함께 방송에 소개된 체험자들

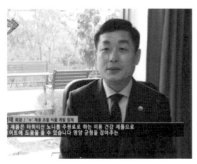

서울경제TV 황병태 · 김정미
2017.01.25

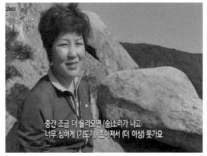

MBN 허은자
2017.07.01

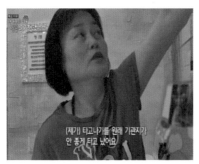

MBN 김옥윤
2017.07.01

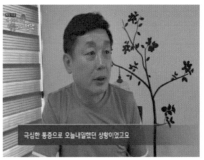

MBN 황병태
2017.07.01

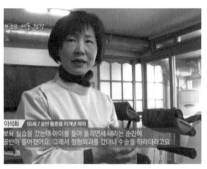

채널A 이석화

2018.02.04

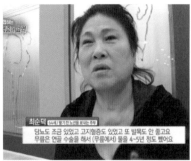

채널A 최순덕

2018.05.27

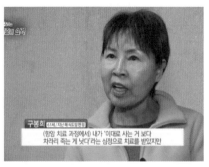

채널A 구봉회

2018.05.27

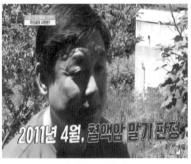

채널A 황병태

2018.07.24

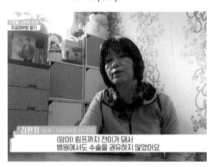

채널A 김민정

2018.12.31

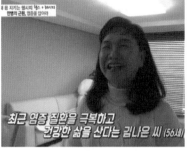

SBS 김나은

2019.03.28

5장 디톡스로 다른 인생을 살게 된 사람들

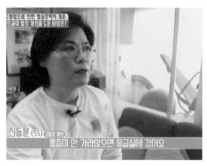

TV조선

신동분 2017.10.20

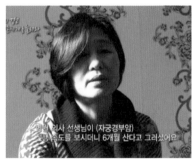

채널A 김민정

2018.01.09

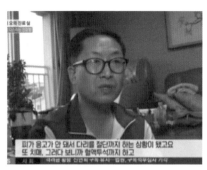

SBS 박찬조

2018.03.09

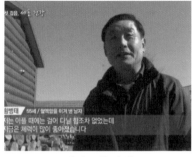

채널A 황병태

2018.02.04

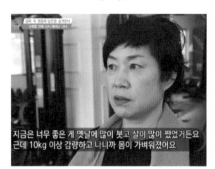

TV조선 최애경

2018.09.29

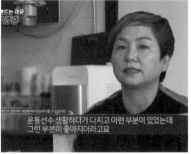

채널A 강채윤

2018.10.27

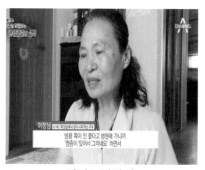

채널A 이정님

2018.05.27

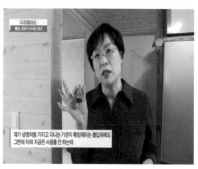

JTBC 이정은

2019.11.24

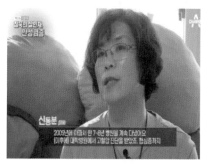

채널A 신동분

2020.01.12

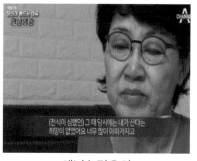

채널A 김은희

2018.10.27

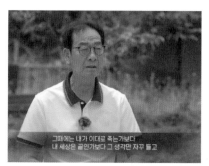

MBN 김일수

2018.06.15

● 출연 방송사 및 TV프로그램

방송사	프로그램	출연자	내용	방영일자
서울경제TV	조영구의 트랜드 핫이슈	황병태 · 김정미	체중감량	2017.01.25
MBN	내 몸속의 괴물, 염증과의 전쟁	허은자	천식, 저체온증, 체중감량	2017.07.01
MBN	내 몸속의 괴물, 염증과의 전쟁	김옥윤	천식, 체중감량	2017.07.01
MBN	내 몸속의 괴물, 염증과의 전쟁	황병태	혈액암 4기	2017.07.01
TV조선	내 몸 사용 설명서	신동분	고혈압, 협심증	2017.10.20
채널A	염증의 경고, 생존시계를 늘려라	김민정	자궁경부암 3기말	2018.01.09
SBS	모닝와이드(닥터오의 진료실)	박찬조	당뇨, 만성합병증	2018.03.09
채널A	생명연장의 첫걸음, 세포건강	황병태	혈액암 4기	2018.02.04
채널A	생명연장의 첫걸음, 세포건강	이석화	골반통증, 체중감량	2018.02.04
채널A	생명연장의 첫걸음, 세포건강	박태균	이리도이드 설명	2018.02.04
채널A	당신을 위협하는 만성염증의 습격	최순덕	당뇨, 고지혈증, 무릎통증	2018.05.27
채널A	당신을 위협하는 만성염증의 습격	구봉희	식도암 3기	2018.05.27
채널A	닥터 지바고	황병태	혈액암 4기	2018.07.24
TV조선	침묵속 염증이 당신을 습격한다	최애경	급성신우신염, 부종, 체중감량	2018.09.29
채널A	당신이 병드는 이유, 만성염증	강채윤	체중감량	2018.10.27
채널A	당신이 병드는 이유, 만성염증	김은희	천식, 호흡곤란	2018.10.27
채널A	닥터 지바고	김민정	자궁경부암 3기말	2018.12.31
SBS	만병의 근원, 염증을 잡아라	김나은	뇌경색, 알레르기	2019.03.28
TV조선	미세먼지 공습경보! 암을 피하라	황병태	혈액암 4기	2019.04.06
TV조선	미세먼지 공습경보! 암을 피하라	강나겸외 3명	체중감량, 당뇨, 신부전증	2019.04.06

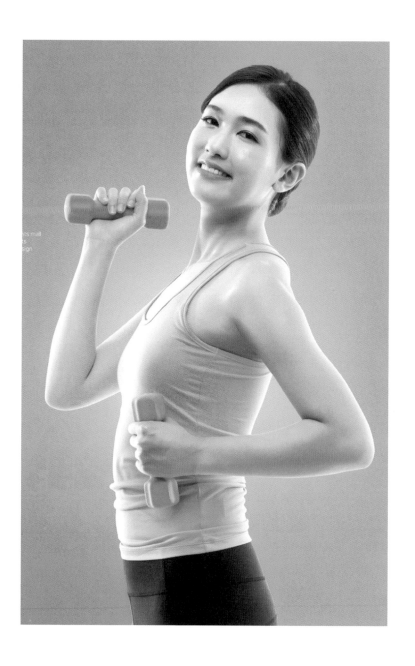

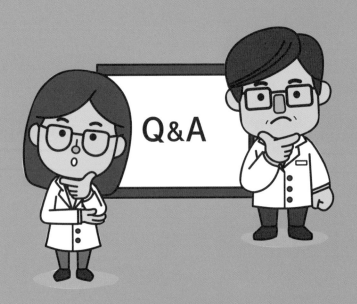

6장

디톡스에 대한 모든 것 Q&A

Q 디톡스 하면 살이 잘 빠지나요?

A. 체중 감량과 함께 치유와 회복을 도와줍니다.

 요즘 많은 사람들이 고민하는 비만과 과체중의 근본 원인은 단지 많이 먹었기 때문은 아닙니다. 즉, 디톡스를 통한 다이어트 효과를 기대한다면, 살이 찐 원인에 대해서 먼저 제대로 알아야 할 것입니다.

대사증후군, 당뇨, 심장병, 고혈압, 피부질환 등 다양한 질병을 동반하는 비만은 몸속에 쌓인 독소와 노폐물이 제대로 배출되지 못하고 신진대사 기능이 저하되어 나타나는 현상입니다. 즉 비만은 유전이나 다른 질병으로 인한 것이 아니라면 대부분이 독소가 주범인 하나의 질병입니다.

디톡스는 몸속의 독소와 노폐물을 몸 밖으로 배출시켜 신진대사와 각 장기의 기능을 정상화시키는 과정입니다. 이 과정에서 혈액 순환과 호르몬의 순환이 점차 정상화되는 가운데 불필요했던 수분과 지방이 빠지므로 체중이 줄고 신체 기능이 개선됩니다. 디톡스를 다이어트 방법으로 많이 활용하는 것은 이 같은 원리 때문입니다.

따라서 디톡스를 통한 다이어트는 굶거나 적게 먹어 일시적으로 체중 자체를 줄이는 데 목적이 있지 않습니다. 몸의 순환과 기능을 정상화시켜 건강 자체를 개선시키는 과정에서 불필요했던 노폐물이 빠져 결과적으로 살도 빠지게 된다고 할 수 있습니다.

Q 디톡스 할 때 먹으면 안 되는 음식은 무엇인가요?

A. 디톡스 기간과 그 이후에도 주의해야 합니다.

 디톡스 프로그램을 하는 동안과 디톡스 마치고 보식기간, 그리고 나아가 평소에 섭취해야 하는 음식은 자극적이지 않은 음식, 기름기가 적은 음식, 염분이 적은 음식, 채소 위주의 음식이 좋습니다.

반면 다음과 같은 음식은 디톡스를 하는 도중과 디톡스 마친 직후 보식기간에도 절대 금해야 하며, 만약 디톡스를 하다가 갑자기 먹을 경우 건강에 큰 무리가 올 수 있으니 주의해야 합니다.

- 자극적인 양념이 많이 든 음식 (고춧가루, 고추장, '마라' 등 매운 향신료 등)

- 염분이 많이 든 짠 음식

- 기름기가 많은 음식 (튀김, 부침 등)

- 육류

- 정제된 탄수화물과 흰 설탕이 든 음식 (빵, 과자, 면, 케이크, 사탕 등)

- 유제품 (우유, 치즈, 요구르트 등)

- 카페인 음료 (커피, 홍차 등)

- 술

- 탄산음료, 소다수

- 인스턴트식품, 가공음식, 패스트푸드

디톡스 할 때 주스만 마셔도 괜찮은가요?

A. 3일은 넘지 않는 것이 좋으며 영양 섭취에 유의해야 합니다.

 최근 다이어트와 건강에 좋다고 하는 해독주스가 큰 인기를 끌고 있습니다. 해독주스는 한 가지 혹은 몇 가지 과일, 혹은 과일과 채소 몇 가지를 갈아 주스 형태로 섭취하는 것을 말합니다.

하지만 해독주스는 개개인의 건강 상태와 기저질환, 체질에 따라 효과가 다르므로 유의해야 합니다.

해외의 디톡스 전문가들도 주스만 섭취하는 단식이나 주스만으로 하는 디톡스는 권유하지 않는 편이며, 하더라도 2~3일을 넘기지 않는 것이 좋다고 말합니다. 그 이유는 다음과 같습니다.

첫째, 주스 형태로 분해된 과일과 채소는 영양분의 흡수율은 높을 수 있으나 인슐린 저항성을 높여 당뇨에 걸리거나 당뇨를 악화시킬 수 있습니다. 채소와 과일에 함유된 비타민과 미네랄은 분해해서 먹을 때보다 천천히 씹어 먹을 때 충분히 효과적으로 섭취할 수 있습니다. 특히 만성 신장 질환이 있거나 신장이 약한 경우, 주스 속에 높은 농도로 들어있는 칼륨으로 인해 신장에 크게 무리가 갈 수 있으니 주의해야 합니다.

둘째, 주스만으로 단식을 하거나 디톡스를 할 경우 몸에 필요한 영양분과 칼로리가 부족해질 수 있습니다. 이로 인해 부신 기능이 저하되고 간에 무리가 가 오히려 해독을 방해하는 결과가 발생할 수도 있습니다. 따라서 디톡스 단식 기간에는 주스보다는 항산화물질과 영양분이 풍부하게 함유된 저자극 식품 종류를 섭취하는 것이 좋습니다.

디톡스 할 때 물을 얼마나 마시면 좋은가요?

A. 자주 많이 마시되, 억지로 마시지 않도록 합니다.

 디톡스 기간에는 물을 하루에 1리터 이상 충분히 마시는 것이 좋습니다. 물을 자주 마시면 신진대사와 장 운동, 배변 활동, 이뇨 작용을 원활하게 해주기 때문입니다. 따라서 수분을 많이 섭취하는 것을 권장합니다.

그렇다고 해서 억지로 강박적으로 물의 양을 채워 마시려고 할 필요는 없습니다. 한때 '하루에 물 8잔 이상 마셔야 한다' 는 말이 있었지만 그 주장에 대한 의학적 근거는 분명하지 않다고 알려졌습니다. 또 물을 자주 마시는 것은 좋지만 평소 식사 도중에 물을 마시면 위액이 묽어져 소화 기능이 떨어지기 때문에 식간에 조금씩 자주 마시는 것이 좋습니다.

또 평소에 과일과 채소를 충분히 섭취하는 것은 수분 보충에 매우 좋을뿐
더러 비타민과 미네랄도 함께 섭취할 수 있습니다.

Q 평소 디톡스에 도움 되는 식사 어떻게 해야 하나요?

A. 유기농 천연 재료, 채소와 과일을 충분히 섭취합니다.

디톡스 기간이 아닐 때도 우리 몸의 디톡스 기능이 원활하게 유지
되게 하기 위해서는 식단과 식사 습관을 건강하게 바꾸는 것이 좋
습니다.

자극적인 음식, 기름진 음식과 육류, 짜고 매운 음식, 인스턴트식품, 밀가루
음식, 과식과 폭식하는 습관 등은 평소에도 되도록 줄이거나 자제해야 디
톡스를 생활화할 수 있습니다. 정제한 탄수화물 대신 도정하지 않은 현미
와 잡곡, 식이섬유가 많은 채소와 해조류, 나물 종류의 반찬을 주식으로 하
고, 간식은 과일을 통해 비타민과 미네랄, 수분을 보충합니다.

취침 직전의 야식은 위장에 무리를 주고 대사 기능을 떨어뜨리므로 하지
않는 것이 좋으며, 식사와 식사 사이에 물을 자주 마셔 수분을 보충하고 배
변과 이뇨를 돕습니다.

디톡스는 단거리 경주가 아닌 평생에 걸친 장거리 경주로 생각하는 것이 좋습니다. 평소의 식습관 자체를 변화시킨다면 그 자체가 디톡스가 되어줄 것입니다.

Q 간헐적 단식과 디톡스는 어떻게 다른가요?

A. 디톡스는 장기적이고 종합적으로 신체기능을 되살리는 것이 목적입니다.

 최근 간헐적 단식을 통한 다이어트가 인기를 끌고 있습니다. 간헐적 단식이란 일정 시간 이상의 공복 상태를 유지하면서 단식과 식사를 규칙적으로 반복하는 식이요법을 가리킵니다. 1일 1식의 방식으로 공복 시간을 길게 유지하거나, 공복 시간 16시간을 유지하는 16:8의 방법이 대표적입니다.

간헐적 단식의 건강 효과 혹은 체중 감량 효과에 대해서는 연구에 따라 효과가 있다고 보기도 하고, 유의미한 효과가 없거나 사람에 따라 오히려 해롭다고 보는 경우도 있어 다양한 견해가 있는 편입니다.

다만 공복 후 고칼로리 음식을 폭식하거나, 영양분이 불균형한 식단으로 식사를 하거나, 운동도 하지 않고 공복을 견디는 것에만 의존하거나, 수분 섭취를 충분히 하지 않는 경우는 체중 감량 여부를 떠나 장기적으로는 건강을 해칠 수 있으므로 주의해야 합니다. 또한 영양 섭취를 잘 해야 하는 임산부 여성, 성장기 청소년, 당뇨병 환자 등의 경우 영양 부족이나 심각한 건강 이상을 불러일으킬 수 있으므로 하지 말아야 합니다.

특히 잘못된 방법으로 폭식 후 공복을 반복할 경우, 우리 몸은 적은 에너지 섭취에 대비하려고 하므로 오히려 덜 먹어도 살이 잘 찌는 체질이 될 수도 있습니다.

이와 달리 이 책에서 소개하는 5일 디톡스 프로그램은 5일간 일반 식사 대신 항산화 성분과 비타민, 미네랄, 식이섬유 등의 영양분이 포함된 디톡스 식품을 물과 함께 규칙적으로 섭취하는 것으로, 괴로운 공복 상태를 견디지 않아도 되며 영양 불균형을 초래하지 않습니다. 누구에게나 적용할 수 있으며, 위장 기능 및 배변 기능을 도와 숙변 배출에 용이하고, 체내 독소 배출을 도와줍니다.

Q 디톡스 방법 어떤 것들이 있나요?

A. 다양한 방법이 있지만 자신의 건강 상태에 유의해야 합니다.

 디톡스를 하는 방법에는 여러 가지가 있는데, 일정 기간 동안 레몬 수, 과일, 과일주스, 과일과 채소, 쉐이크를 물에 타 섭취하는 방법 등 다양합니다.

레몬수, 과일, 과일주스로 디톡스를 하는 것은 이 기간 동안 열량 섭취를 극도로 제한하는 방법입니다. 레몬수는 레몬을 가미한 물을 섭취하는 것이며, 과일이나 과일주스로 디톡스를 할 때는 주로 감귤류, 포도, 베리류의 과일을 그대로 섭취하거나 갈아서 주스로 만들어 섭취하기도 합니다. 과일과 채소를 함께 갈아 만드는 이른바 해독주스도 최근 인기를 끈 바 있습니다.

그러나 이러한 디톡스를 하면 열량 섭취가 제한되어 체중 감량 효과가 빠른 것처럼 보이기도 하고 부분적으로 해독 효과가 있기도 하지만, 연이어 3일 이상은 하지 않는 것이 좋습니다.

왜냐하면 영양 불균형을 초래할 수 있고 신진대사에 문제가 생길 수 있기 때문입니다. 또 체중 감량을 한 것 같아도 수분만 빠진 것일 가능성이 높기 때문에, 디톡스 후 먹고 싶은 음식을 폭식하게 되면 오히려 위장 기능을 손상시킬 수 있어 주의해야 합니다. 레몬수 같은 경우 산성으로 인해 위와 치아를 상하게 할 수 있습니다.

시중에 알려진 다양한 디톡스 방법들은 저마다 나름의 효과가 있으나, 단기간의 체중 감량 자체에만 초점을 맞추다 보면 진정한 의미의 디톡스를 하기 어려울 수도 있습니다.

필요한 영양소를 균형 있게 충분히 섭취하는 것, 불필요한 독소를 잘 배출할 수 있는 몸으로 회복하는 것이 디톡스에서 가장 중요하다는 것을 잊어서는 안 됩니다.

Q 임산부도 디톡스 할 수 있나요?

A. 누구나 할 수 있습니다.

디톡스는 임부와 산부, 수유 중인 산모도 할 수 있습니다. 디톡스를 통해 체내 독소를 배출하면 신진대사를 활성화시키고 변비를 개선시키며 위와 장의 기능을 정상화할 수 있습니다. 체내 독소를 배출함으로써 모유도 더 건강하고 깨끗해질 수 있습니다.

단, 한 가지 과일이나 주스만 먹는 방법, 극단적인 단식 방법은 권장하지 않습니다. 그 대신 디톡스를 통해 식이섬유와 영양분을 충분히 섭취하면서 디톡스를 할 수 있는 방법을 선택하는 것이 좋습니다.

또한 디톡스를 하고자 하는 이유를 생각해보고, 건강상의 문제가 있다면 먼저 담당 주치의와 상의해야 합니다. 만약 임신 전부터 기저질환이 있었거나 임신 후 건강상의 이상이 생겼다면 디톡스를 통한 득과 실이 무엇인지 꼼꼼히 점검해볼 필요가 있습니다.

참고도서 및 언론기사

디톡스, 내 몸을 살린다 / 김윤선 지음

약보다 디톡스 / 조윤정 지음

해독요법 / 박정이 지음

건강기능식품학 / 송봉준 외 3인 지음

반갑다 호전반응 / 정용준 지음 · 정용훈 감수

내 몸을 살린다 시리즈 / 정윤상 외 24인 지음

독소의 습격, 해독혁명 / EBS〈해독, 몸의 복수〉지음

비우고 낮추 면 반드시 낫는다 / 전홍준 지음

1일 무식 / 안드레아스 미할젠 주간 · 키르슈너 브로운스 지음

의사들이 말해주지 않는 건강 이야기 / 홍혜걸 지음

한국인 100세 건강의 비밀 / KBS〈생로병사의 비밀〉제작팀

완치비만 / 조승우 지음

건강기능식품 알고 먹자 / 윤철경 지음

사람이 병에 걸리는 단 2가지 원인 / 아보 도오루 지음

사람의 몸에는 100명의 의사가 산다 / 서재걸 지음

이런 증상, 무슨 병이지? / 안도 미쓰루 지음 · 김정환 옮김

맥두걸 박사의 자연식물식 / 존 맥두걸 지음

오비소겐, 독소의 역습 / 가쿠 레이커 지음

인체를 지배하는 매커니즘 / 뉴턴코리아

독소 배출 / 장량듀어 지음 · 김다연 옮김

국민건강보험공단 통권146호

매일경제 헬스 & 라이프 / 2015년 11월 11일

헬스조선 / 2012년 04월 18일

우리집 건강 주치의, 〈내 몸을 살린다〉 시리즈 살펴보기

1. 비타민, 내 몸을 살린다
2. 물, 내 몸을 살린다
3. 영양요법, 내 몸을 살린다
4. 면역력, 내 몸을 살린다
5. 온열요법, 내 몸을 살린다
6. 디톡스, 내 몸을 살린다
7. 생식, 내 몸을 살린다
8. 다이어트, 내 몸을 살린다
9. 통증클리닉, 내 몸을 살린다
10. 천연화장품, 내 몸을 살린다
11. 아미노산, 내 몸을 살린다
12. 오가피, 내 몸을 살린다
13. 석류, 내 몸을 살린다
14. 효소, 내 몸을 살린다
15. 호전반응, 내 몸을 살린다
16. 블루베리, 내 몸을 살린다
17. 웃음치료, 내 몸을 살린다
18. 미네랄, 내 몸을 살린다
19. 항산화제, 내 몸을 살린다
20. 허브, 내 몸을 살린다
21. 프로폴리스, 내 몸을 살린다
22. 아로니아, 내 몸을 살린다
23. 자연치유, 내 몸을 살린다
24. 이소플라본, 내 몸을 살린다
25. 건강기능식품, 내 몸을 살린다

**젊게, 건강하게, 오래오래 살고싶은
현대인들의 건강백서!**

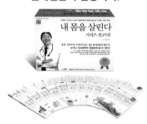

우리집 건강 주치의, 〈내 몸을 살리는〉 시리즈 살펴보기

1. 내 몸을 살리는, 노니
2. 내 몸을 살리는, 해독주스
3. 내 몸을 살리는, 오메가-3
4. 내 몸을 살리는, 글리코영양소
5. 내 몸을 살리는, MSM
6. 내 몸을 살리는, 드랜스터팩터
7. 내 몸을 살리는, 안티에이징
8. 내 몸을 살리는, 마이크로바이옴
9. 내 몸을 살리는, 수소수
10. 내 몸을 살리는, 게르마늄
11. 내 몸을 살리는, 혈행 건강법

각권 3,000원

〈내 몸을 살린다, 내 몸을 살리는〉 시리즈가 특별한 이유

1. 누구나 쉽게 접할 수 있게 내용을 담았습니다. 일상 속의 작은 습관들과 평상시의 노력만으로도 건강한 상태를 유지할 수 있도록 새로운 건강 지표를 제시합니다.

2. 한 권씩 읽을 때마다 건강 주치의가 됩니다. 오랜 시간 검증된 다양한 치료법, 과학적·의학적 수치를 통해 현대인이라면 누구나 쉽게 적용할 수 있도록 구성되어 건강관리에 도움을 줍니다.

3. 요즘 외국의 건강도서들이 주류를 이루고 있습니다. 가정의학부터 영양학, 대체의학까지 다양한 분야의 국내 전문가들이 집필하여, 우리의 인체 환경에 맞는 건강법을 제시합니다.

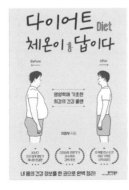

**다이어트 체온이
답이다**
이창우 지음
136쪽 | 13,000원

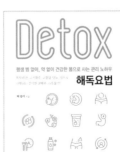

해독요법
박정이 지음
304쪽 | 30,000원

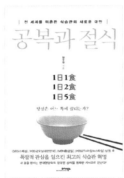

공복과 절식
양우원 지음
267쪽 | 14,000원

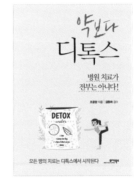

약보다 디톡스
조윤정 지음
136쪽 | 9,000원

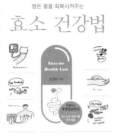

효소건강법
(개정 10쇄 발행)
임성은 지음
264쪽 | 15,000원

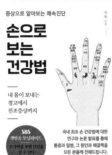

손으로 보는 건강법
이 욱 지음
216쪽 | 17,000원

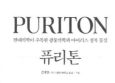

퓨리톤
김광호 지음
224쪽 | 22,000원

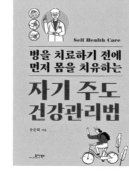

자기 주도
건강관리법
송춘희 지음
280쪽 | 16,000원

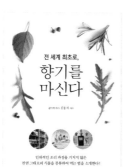

전 세계 최초로,
향기를 마신다
김용식 지음
144쪽 | 10,000원

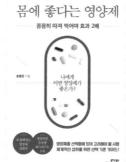

몸에 좋다는
영양제
송봉준 지음
320쪽 | 20,000원

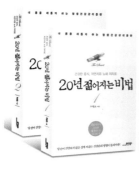

20년 젊어지는
비법 1,2권
우병호 지음
1권 | 380쪽
2권 | 392쪽
각 15,000원

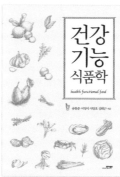

건강기능식품학
송봉준 외 3인 지음
404쪽 | 50,000원

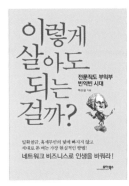

이렇게 살아도 되는 걸까?
백상철 지음
112쪽 | 3,000원

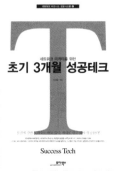

네트워크 마케터를 위한 초기 3개월 성공테크
김청흠 지음
86쪽 | 3,000원

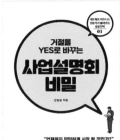

거절을 YES로 바꾸는 사업설명회의 비밀
강형철 지음
112쪽 | 4,000원

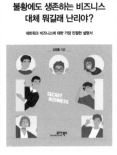

불황에도 생존하는 비즈니스 대체 뭐길래 난리야?
김청흠 지음
120쪽 | 5,000원

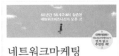
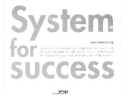

네트워크 마케팅 시스템을 알면 성공한다
석세스기획연구회 지음
234쪽 | 10,000원

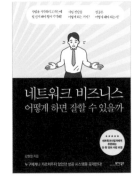

네트워크비즈니스 어떻게 하면 잘할 수 있을까
강형철 지음
256쪽 | 11,000원

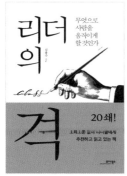

리더의 격
김종수 지음
244쪽 | 15,000원

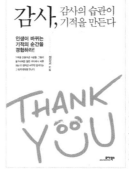

**감사,
감사의 습관이
기적을 만든다**
정상교 지음
246쪽 | 13,000원

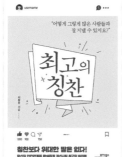

최고의 칭찬
이창우 지음
150쪽 | 7,000원

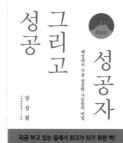

**성공 그리고
성공자**
장성철 지음
272쪽 | 17,000원

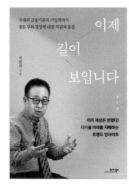

**이제 길이
보입니다**
최원락 지음
272쪽 | 21,000원

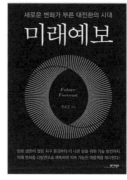

미래예보
정호준 지음
280쪽 | 20,000원

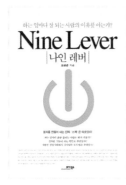

나인레버
조영근 지음
242쪽 | 12,000원

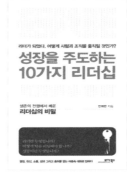

**성장을 주도하는
10가지 리더십**
안희만 지음
272쪽 | 15,000원

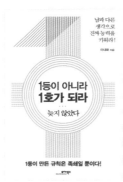

**1등이 아니라
1호가 되라**
이내화 지음
272쪽 | 15,000원

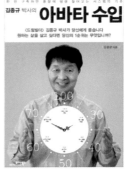

아바타 수입
김종규 지음
224쪽 | 12,500원

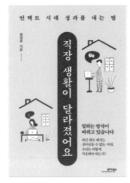

**직장생활이
달라졌어요**
정정우 지음
256쪽 | 15,000원

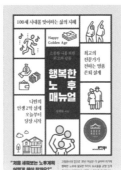

**행복한 노후
매뉴얼**
(2022 세종도서
교양부문 선정)
정재완 지음
500쪽 | 30,000원

당신이 생각한 마음까지도 담아 내겠습니다!!

책은 특별한 사람만이 쓰고 만들어 내는 것이 아닙니다.
원하는 책은 기획에서 원고 작성, 편집은 물론,
표지 디자인까지 전문가의 손길을 거쳐
완벽하게 만들어 드립니다.
마음 가득 책 한 권 만드는 일이 꿈이었다면
그 꿈에 과감히 도전하십시오!

업무에 필요한 성공적인 비즈니스뿐만 아니라 성공적인 사업을 하기 위한
자기계발, 동기부여, 자서전적인 책까지도 함께 기획하여 만들어 드립니다.
함께 길을 만들어 성공적인 삶을 한 걸음 앞당기십시오!

도서출판 모아북스에서는 책 만드는 일에 대한 고민을 해결해 드립니다!

모아북스에서 책을 만들면 아주 좋은 점이란?

1. 전국 서점과 인터넷 서점을 동시에 직거래하기 때문에 책이 출간되자마자 온라인, 오프라인 상에 책이 동시에 배포되며 수십 년 노하우를 지닌 전문적인 영업마케팅 담당자에 의해 판매부수가 늘고 책이 판매되는 만큼의 저자에게 인세를 지급해 드립니다.

2. 책을 만드는 전문 출판사로 한 권의 책을 만들어도 부끄럽지 않게 최선을 다하며 전국 서점에 베스트셀러, 스테디셀러로 꾸준히 자리하는 책이 많은 출판사로 널리 알려져 있으며, 분야별 전문적인 시스템을 갖추고 있기 때문에 원하는 시간에 원하는 책을 한 치의 오차 없이 만들어 드립니다.

기업홍보용 도서, 개인회고록, 자서전, 정치에세이, 경제 · 경영 · 인문 · 건강도서

모아북스 문의 0505-627-9784
MOABOOKS

건강하게 살고 싶다면 디톡스

초판 1쇄 인쇄	2024년 06월 25일
1쇄 발행	2024년 07월 03일

지은이	황병태
감 수	송봉준 외 6인
발행인	이용길
발행처	**모아북스** MOABOOKS

관리	양성인
디자인	이룸
홍보	김선아

출판등록번호	제 10-1857호
등록일자	1999. 11. 15
등록된 곳	경기도 고양시 일산동구 호수로(백석동) 358-25 동문타워 2차 519호
대표 전화	0505-627-9784
팩스	031-902-5236
홈페이지	www.moabooks.com
이메일	moabooks@hanmail.net
ISBN	979-11-5849-238-0 03510

모아북스 는 독자 여러분의 다양한 원고를 기다리고 있습니다.
(보내실 곳 : moabooks@hanmail.net)